国家出版基金项目
NATIONAL PUBLICATION FOUNDATION

中国中药资源大典
——中药材系列

中药材生产加工适宜技术丛书

中药材产业扶贫计划

白芷生产加工适宜技术

总 主 编　黄璐琦

主　　编　俞　冰　范慧艳

副 主 编　张春椿　李石清

U0206083

中国医药科技出版社

内 容 提 要

《中药材生产加工适宜技术丛书》以全国第四次中药资源普查工作为抓手，系统整理我国中药材栽培加工的传统及特色技术，旨在科学指导、普及中药材种植及产地加工，规范中药材种植产业。本书为白芷生产加工适宜技术，包括：概述、白芷药用资源、白芷栽培技术、白芷特色适宜技术、白芷药材质量评价、白芷现代研究与应用等内容。本书适合中药种植户及中药材生产加工企业参考使用。

图书在版编目（CIP）数据

白芷生产加工适宜技术 / 俞冰，范慧艳主编 . —北京：中国医药科技出版社，2017.11

（中国中药资源大典 . 中药材系列 . 中药材生产加工适宜技术丛书）

ISBN 978-7-5067-9505-0

Ⅰ . ①白… Ⅱ . ①俞… ②范… Ⅲ . ①白芷－中药加工 Ⅳ . ① R282.71

中国版本图书馆 CIP 数据核字（2017）第 195698 号

美术编辑　陈君杞

版式设计　锋尚设计

出版　中国医药科技出版社

地址　北京市海淀区文慧园北路甲 22 号

邮编　100082

电话　发行：010-62227427　邮购：010-62236938

网址　www.cmstp.com

规格　710×1000mm　¹/₁₆

印张　6¹/₂

字数　60 千字

版次　2017 年 11 月第 1 版

印次　2017 年 11 月第 1 次印刷

印刷　北京盛通印刷股份有限公司

经销　全国各地新华书店

书号　ISBN 978-7-5067-9505-0

定价　18.00 元

中药材生产加工适宜技术丛书
—— 编委会 ——

序

我国是最早开始药用植物人工栽培的国家，中药材使用栽培历史悠久。目前，中药材生产技术较为成熟的品种有200余种。我国劳动人民在长期实践中积累了丰富的中药种植管理经验，形成了一系列实用、有特色的栽培加工方法。这些源于民间、简单实用的中药材生产加工适宜技术，被药农广泛接受。这些技术多为实践中的有效经验，经过长期实践，兼具经济性和可操作性，也带有鲜明的地方特色，是中药资源发展的宝贵财富和有力支撑。

基层中药材生产加工适宜技术也存在技术水平、操作规范、生产效果参差不齐问题，研究基础也较薄弱；受限于信息渠道相对闭塞，技术交流和推广不广泛，效率和效益也不很高。这些问题导致许多中药材生产加工技术只在较小范围内使用，不利于价值发挥，也不利于技术提升。因此，中药材生产加工适宜技术的收集、汇总工作显得更加重要，并且需要搭建沟通、传播平台，引入科研力量，结合现代科学技术手段，开展适宜技术研究论证与开发升级，在此基础上进行推广，使其优势技术得到充分的发挥与应用。

《中药材生产加工适宜技术》系列丛书正是在这样的背景下组织编撰的。该书以我院中药资源中心专家为主体，他们以中药资源动态监测信息和技术服

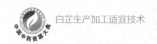
务体系的工作为基础，编写整理了百余种常用大宗中药材的生产加工适宜技术。全书从中药材的种植、采收、加工等方面进行介绍，指导中药材生产，旨在促进中药资源的可持续发展，提高中药资源利用效率，保护生物多样性和生态环境，推进生态文明建设。

丛书的出版有利于促进中药种植技术的提升，对改善中药材的生产方式，促进中药资源产业发展，促进中药材规范化种植，提升中药材质量具有指导意义。本书适合中药栽培专业学生及基层药农阅读，也希望编写组广泛听取吸纳药农宝贵经验，不断丰富技术内容。

书将付梓，先睹为悦，谨以上言，以斯充序。

中国中医科学院 院长

中 国 工 程 院 院 士 张伯礼

丁酉秋于东直门

总 前 言

中药材是中医药事业传承和发展的物质基础，是关系国计民生的战略性资源。中药材保护和发展得到了党中央、国务院的高度重视，一系列促进中药材发展的法律规划的颁布，如《中华人民共和国中医药法》的颁布，为野生资源保护和中药材规范化种植养殖提供了法律依据；《中医药发展战略规划纲要（2016—2030年）》提出推进"中药材规范化种植养殖"战略布局；《中药材保护和发展规划（2015—2020年）》对我国中药材资源保护和中药材产业发展进行了全面部署。

中药材生产和加工是中药产业发展的"第一关"，对保证中药供给和质量安全起着最为关键的作用。影响中药材质量的问题也最为复杂，存在种源、环境因子、种植技术、加工工艺等多个环节影响，是我国中医药管理的重点和难点。多数中药材规模化种植历史不超过30年，所积累的生产经验和研究资料严重不足。中药材科学种植还需要大量的研究和长期的实践。

中药材质量上存在特殊性，不能单纯考虑产量问题，不能简单复制农业经验。中药材生产必须强调道地药材，需要优良的品种遗传，特定的生态环境条件和适宜的栽培加工技术。为了推动中药材生产现代化，我与我的团队承担了

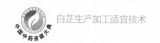

农业部现代农业产业技术体系"中药材产业技术体系"建设任务。结合国家中医药管理局建立的全国中药资源动态监测体系，致力于收集、整理中药材生产加工适宜技术。这些适宜技术限于信息沟通渠道闭塞，并未能得到很好的推广和应用。

本丛书在第四次全国中药资源普查试点工作的基础下，历时三年，从药用资源分布、栽培技术、特色适宜技术、药材质量、现代应用与研究五个方面系统收集、整理了近百个品种全国范围内二十年来的生产加工适宜技术。这些适宜技术多源于基层，简单实用、被老百姓广泛接受，且经过长期实践、能够充分利用土地或其他资源。一些适宜技术尤其适用于经济欠发达的偏远地区和生态脆弱区的中药材栽培，这些地方农民收入来源较少，适宜技术推广有助于该地区实现精准扶贫。一些适宜技术提供了中药材生产的机械化解决方案，或者解决珍稀濒危资源繁育问题，为中药资源绿色可持续发展提供技术支持。

本套丛书以品种分册，参与编写的作者均为第四次全国中药资源普查中各省中药原料质量监测和技术服务中心的主任或一线专家、具有丰富种植经验的中药农业专家。在编写过程中，专家们查阅大量文献资料结合普查及自身经验，几经会议讨论，数易其稿。书稿完成后，我们又组织药用植物专家、农学家对书中所涉及植物分类检索表、农业病虫害及用药等内容进行审核确定，最终形成《中药材生产加工适宜技术》系列丛书。

在此，感谢各承担单位和审稿专家严谨、认真的工作，使得本套丛书最终付梓。希望本套丛书的出版，能对正在进行中药农业生产的地区及从业人员，有一些切实的参考价值；对规范和建立统一的中药材种植、采收、加工及检验的质量标准有一点实际的推动。

2017年11月24日

3

前　言

中药材是中医药文化的精髓，其独特的栽培及产地加工技术对药材品质形成起着决定性的作用。它从选种、育苗、栽培、收获到加工成品，无不是当地人民数百年来的劳动智慧与自然环境的完美结合。因此，道地中药材的优良品质在很大程度上可以说就是"天、药、人合一的作品"，人为因素对药材品质的形成具有不可或缺的影响。然而，中药材小农业生产方式决定了不少栽培加工方式都是老百姓口传心授，并无确定的规范和章法可循。由于中药材栽培加工技术不规范，致使中药材质量不稳定，严重阻碍了道地中药材的发展。而道地与非道地中药材之间，由于地理隔离，经济文化差异，其栽培加工方式相差甚远，导致道地产区优良栽培加工技术无法推广应用。为中药材贯彻落实《国务院关于扶持和促进中医药事业发展的若干意见》和《中医药标准化中长期发展规划（2011—2020年）》提出的"全面推进中医药标准体系建设"的重要任务，进一步强化对中医药标准制修订工作的指导合理，编著一部能够全面介绍中药材种植加工的研究成果和生产加工经验的技术丛书，对推动中药材规范化种植，从源头上保证中药材的产量、性状及品质，确保人们安全用药具有重要意义。本系列丛书旨在通过对中药材（尤其是道地药材）种植规范及采收加工

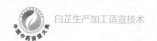

技术的总结整理，系统编写指导中药材绿色种植与加工的专业科学普及丛书，为中药材规范化种植和产地加工提供指导和依据，构建中药材产业技术服务体系，促进中药材农业与科技产学研结合，中药资源与精准扶贫融合，保护中药资源可持续发展。

本系列图书独立成册，每册为一个中药材品种适宜技术读本，可作为正在或即将从事中药材生产人员和管理人员的职业培训、学历教育及科学研究的工具书或参考书。本书主要介绍白芷的生产加工适宜技术，在分析目前生产上存在问题和解决对策的基础上，结合最新科研成果和栽培加工实践经验，系统阐述白芷的资源、种植、加工、开发及药材学等内容，在突出适宜技术的基础上兼顾知识的系统性。章节设置包括植物学知识、药材学知识和农学知识。全书共分六章，第一章为概述，简要介绍中药材白芷的相关概念和药材学知识；第二章为白芷药用资源，主要介绍白芷基源植物的形态和生物学特征，以及在全国范围内的生态适宜种植区域；第三章和第四章为白芷栽培技术和特色适宜技术，对目前市场上主要的四种白芷：杭白芷、川白芷、禹白芷和祁白芷的栽培、采收和加工技术进行了系统的介绍。第五章和第六章为白芷药材质量评价和现代研究与应用，简述了白芷的药材学特点和药理作用，并对目前最新的科研成果进行了介绍。在编写过程中本着基本理论和生产实践相结合的原则，力求科学性、先进性和实用性。

本书在编写过程中参考了大量论文和专著，主要参考文献选录书后，但由于参阅文献较多不能全部列入，敬请各位作者谅解！在此，对上述相关参考文献的编著者一并表示诚挚的谢意！同时，也感谢浙江中医药大学张水利教授、杨桥、毛诗莹、滕飞、倪孔正等在书籍编写过程中的付出和帮助，感谢浙江省森林资源监测中心张芬耀以及李华东等在书籍、照片方面给予的帮助。

由于编者的水平和时间有限，书中疏漏之处在所难免，恳请读者不吝指正，以便作进一步修改。

编者

2017年4月

目　录

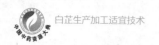

第1章

概　述

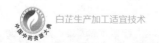

白芷为伞形科植物白芷Angelica dahurica（Fisch. ex Hoffm.）Benth. et Hook.

f.或杭白芷Angelica dahurica（Fisch. ex Hoffm.）Benth. et Hook. f. var. formosana

（Boiss.）Shan et Yuan的干燥根。白芷为常用中药材，在古代很多文献中都有记

载，始载于《神农本草经》，列为中品。白芷性温，味辛。有祛风湿，活血排

脓，生肌止痛的功效。用于头痛、牙痛、鼻渊、肠风痔漏、白带、痈疽疮疡、

皮肤瘙痒等病症。现代药理研究表明，白芷具有抗炎、镇痛、抑制病原微生

物、抗肿瘤、保肝等多种药理活性，尤其是抗炎镇痛、抑制病原微生物等作用

引起了国内外同行的广泛重视，近年来又发现其具有清除自由基、美白及治疗

白癜风的作用，被广泛用于化妆品、香味剂等方面，在中药材中占有很重要的

地位。

白芷的主要化学成分有多种呋喃香豆素和挥发油，其中香豆素主要为欧前

胡素、异欧前胡素和氧化前胡素等。白芷人工种植始于明代，目前白芷药材均

为人工栽培品种，主产于浙江、四川、河北、河南等省份，其中河北安国栽培

历史较为悠久，面积较大。近10年来，在白芷的规范化栽培技术、适宜收获

期、干燥方法等方面研究取得进展。适时播种、控制水肥和摘心晾根等措施可

以防止白芷早期抽薹。白芷采后直接晒干或烘干的香豆素含量显著高于硫黄熏

蒸等干燥方法。

白芷种植周期短，9～10月种植，次年7月采收，白芷市场每年需求12万

吨左右。白芷以根入药，也是八大味香料之一。每年价格一直在12～15元/kg，

亩产量可达700～800kg，以12元/kg计算，每亩收益8000～9000元。白芷主要

以撒播为主，每亩种子4～5kg，容易种植和管理，除去种植成本，亩效益可达

4000～5000元。白芷质量稳定的控制技术、进一步提高产量及创新加工技术，

是今后栽培研究的主要方向。

第2章

白芷药用资源

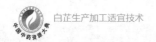

一、形态特征及分类检索

白芷［*Angelica dahurica*（Fisch. ex
Hoffm.）Benth. et Hook. f.］别名芳香、
泽芬和白茝，原植物如图2-1所示。伞
形科多年生高大草本植物，以干燥根入
药，为常用中药，能祛风散湿，排脓，
生肌止痛。主根垂直生长，粗大，实
心，长圆锥形或圆柱形，有分枝，径约
3～5cm，外表皮黄褐色至褐色，有浓
烈气味，侧根粗长略成纵行排列，基部

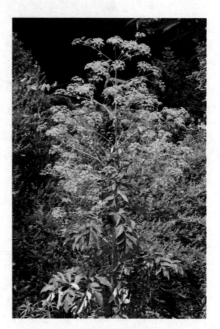

图2-1　白芷原植物

有横梭状木栓突起围绕，突起不高，有时窄条形，有香气。茎基部径2～5cm，
有时可达7～8cm，通常带紫色，中空，有纵长沟纹。基生叶一回羽状分裂，有
长柄，叶柄下部有管状抱茎边缘膜质的叶鞘；茎上部叶二至三回羽状分裂，叶
片轮廓为卵形至三角形，长15～30cm，宽10～25cm，叶柄长至15cm，下部为
囊状膨大的膜质叶鞘，无毛或稀有毛，常带紫色。末回裂片长圆形，卵形或
线状披针形，多无柄，长2.5～7cm，宽1～2.5cm，急尖，边缘有不规则的白
色软骨质粗锯齿，具短尖头，基部两侧常不等大，沿叶轴下延成翅状；花序

下方的叶简化成无叶的、显著膨大的囊状叶鞘，外面无毛。夏季开白色小花，排列成大形复伞形花序，复伞形花序顶生或侧生，直径10～30cm，花序梗长5～20cm，花序梗、伞辐和花柄均有短糙毛；伞辐18～40，中央主伞有时伞辐多至70；总苞片通常缺或有1～2，成长卵形膨大的鞘；小总苞片5～10余，线状披针形，膜质，花白色；无萼齿；花瓣倒卵形，顶端内屈成凹头状；子房无毛或有短毛；花柱比短圆锥状的花柱基长2倍。果实双悬果扁平长圆形至卵圆形，黄棕色，有时带紫色，长4～7mm，宽4～6mm，幼时稍被毛，老则毛渐脱，变无毛，背棱。扁厚而钝圆，近海绵质，远较棱槽为宽，侧棱翅状。较果体狭；棱槽中有油管1，合生面油管

2。花期7～8月，果期8～9月。根在北部各省有些地区称"大活"或"独活"入药，能发表、祛风除湿，用于治疗伤风头痛，风湿性关节疼痛及腰脚酸痛等症。根的水煎剂有杀虫，灭菌作用，对防治菜青虫、大豆蚜虫、小麦秆锈病等有一定效果。嫩茎拨皮后可供食用。白芷花序如图2-2所示，果序如图2-3所示。

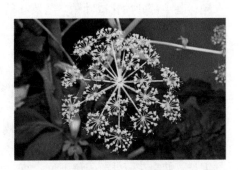

图2-2 白芷花序

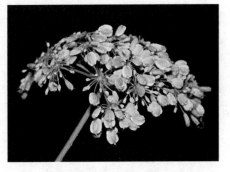

图2-3 白芷果序

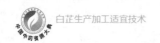

杭白芷（白芷的变种，又名川白芷、香白芷，台白芷）〔*Angelica dahurica*（Fisch.ex Hoffm.）Benth. et Hook. f. var *formosana*（Boiss）Shan et Yuan（A.taiwanianade Boiss. Epith.mut.）〕与白芷很相近，多年生草本植物，植株较矮小，高一般不超过2m。主根粗大，圆锥形，具四棱。侧根略排行四条，稍斜纵行，侧根基部的木栓突起粗而高大。茎粗大，圆柱形，中空，具有细纵棱，表面黄绿色，基部直径约4～7cm，近花序处密生柔毛。叶互生，茎下部叶片三角形，长达30cm左右，2～3回羽状分裂，最终裂片卵形至长卵形，长2～6cm，宽1～3cm，顶端尖锐，基部下延，边缘密生尖锐的重锯齿，叶柄基部扩大成大鞘，茎上部叶简化成叶鞘。茎及叶鞘多为黄色。小总苞片长约5mm，通常比小伞梗短；花黄绿色，花瓣多窄卵形。复伞形花序，密生短柔毛。无总苞片或1～2片，鞘状，伞幅10～27，小总苞片多，狭披针叶形，长约5mm，比花梗短，花梗多数。花黄绿色，无花萼。花瓣5枚，卵状披针形，顶端反曲。雄蕊5枚，花丝细长，伸出花冠外，子房下位，2室，花柱2，短，基部黄绿色。双悬果扁平，椭圆形或圆形，长5～6mm，宽3.5～5mm，具有稀疏绒毛。

栽培的白芷主要有两种，即白芷、杭白芷。商品上的祁白芷、禹白芷属于白芷；杭白芷和台白芷属于杭白芷。不同栽培品种白芷的植物形态特征和生长特性不同（表2-1）。

表2-1　不同栽培品种白芷植物形态特征和特性比较

品种	白芷	杭白芷
叶	双子叶；茎的基生叶簇生，有小叶柄；中部叶呈二至三回羽状分裂；上部叶无柄	双子叶；茎的基生叶簇生，有小叶柄；中部叶呈二至三回羽状分裂；上部叶无柄
茎	圆柱形，中空，有纵沟纹；粗茎2~5cm,茎高可达2.5m 左右	圆柱形，中空，常带紫色，有纵沟纹；粗茎2~5cm，茎高可达1.5m 左右
根	肉质根呈长圆锥形至圆柱形，直径1.5~2cm，根长7~24cm	肉质根呈圆锥形，直径2~2.5cm，根长10~20cm
生长特征	夏季休眠不明显，冬季植株枯萎；2年生植株抽薹特征不明显，产量高	夏季休眠，植株枯萎；2年生植株抽薹特性明显，产量较高

（么厉等，2006）

白芷基原植物分类检索表

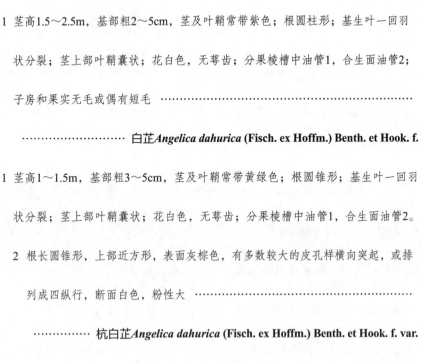

1 茎高1.5～2.5m，基部粗2～5cm，茎及叶鞘常带紫色；根圆柱形；基生叶一回羽状分裂；茎上部叶鞘囊状；花白色，无萼齿；分果棱槽中油管1，合生面油管2；子房和果实无毛或偶有短毛 ………………………………………………

…………………… 白芷*Angelica dahurica* (Fisch. ex Hoffm.) Benth. et Hook. f.

1 茎高1～1.5m，基部粗3～5cm，茎及叶鞘常带黄绿色；根圆锥形；基生叶一回羽状分裂；茎上部叶鞘囊状；花白色，无萼齿；分果棱槽中油管1，合生面油管2。

2 根长圆锥形，上部近方形，表面灰棕色，有多数较大的皮孔样横向突起，或排列成四纵行，断面白色，粉性大 ………………………………………………

…………… 杭白芷*Angelica dahurica* (Fisch. ex Hoffm.) Benth. et Hook. f. var.

formosana (Boiss.) Shan et Yuan

9

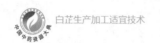

2 根圆锥形，表面灰黄色至黄棕色，皮孔样的横向突起散生，油性较大 ⋯⋯⋯⋯⋯⋯

⋯ 祁白芷*Angelica dahurica* (Fisch. ex Hoffm.) Benth. et Hook. f. cv. Qibaizhi Yuan et Shan

二、生物学特性

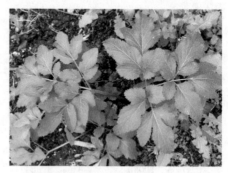

环境条件直接影响白芷的生长发育及其体内生理活动（图2-4）。明确白芷生长同自然条件的关系，制定正确的田间管理技术措施，这

图2-4　白芷的栽培

对于白芷获得高产、稳产和提质增效具有重要的现实意义。

白芷要求的自然条件中，最基本的因素是土壤、温度、光照和水分，这4个因子是白芷生存所不可缺少的称为生存因子，而坡度、坡向和地势等间接影响白芷生长发育，称为生长因子。

1. 生存因子

（1）土壤　白芷是深根性植物，适宜土层深厚、疏松、肥沃、含腐殖质多的砂壤土。砂壤土土质疏松、透水快、通气好，适宜于白芷生长。在生产实践中，土质过砂、保水保肥能力差，水分、养分易流失，干旱，白芷生长不良，往往容易造成阶段性缺肥或早衰。土质过黏，虽然养分含量高，但因板结，土壤通气性差，白芷根系呼吸受阻，土壤中有益微生物活动困难，不利于养分分解利用，根系生长不利，影响白芷产量和品质。土层浅薄、石砾过多的土壤种植，植株主根分叉多品质较次。但白芷也不宜选择太肥的土壤种植，因为白芷植株高大，生长快，吸肥力强，过肥的土壤易导致植株生长过旺，提前抽薹开花。研究发现砂土中生长的白芷木质部与韧皮部半径比最小，其次为黏土，壤土比值最大；砂土中生长的白芷欧前胡素和异欧前胡素含量均为最高，其次为黏土，壤土中最低，但壤土中的白芷欧前胡素和异欧前胡素积累量均为最高，其次为黏土，砂土中的均为最低。

（2）温度　白芷喜温暖湿润气候，怕高温，能耐寒，适应性强。种子在15℃以上即会发芽，幼苗能耐-6～8℃的低温，在5～15℃能正常生长。适宜生长温度为15～28℃，在24～28℃条件下生长最快，不耐30℃以上高温。北方冬季会枯苗，以宿根越冬。长江流域及以南地区，冬季植株能正常生长，相反在夏季会枯苗，以宿根越夏。总之，了解根系生长与温度的关系，营养生长与温度的关系，生殖生长与温度的关系，就要根据根系生长发育规律，萌芽发叶、新梢生长、开花结果规律，在其生长开始前就要疏松土壤，增施肥料，改善营养状况，创造良好的立地条件和良好的生长环境，为高产打好基础。

（3）水分　水在植物的新陈代谢中起着重要作用，它既是光合作用产物不可缺少的重要组成因素，又是各种物质的溶剂，使根部吸收的无机盐输送到地上各部分，把叶片制造的光合作用产物输送到根部，促使植株生长，根深叶

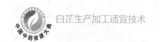

茂，花多果大。白芷对水分的要求以湿润为适度，整个生长期怕干旱。播种后缺水影响出苗，幼苗期干旱易造成缺苗，营养生长期则需水较多，但过于湿润或田间积水，易发生烂根。生长后期缺水易导致枝叶萎蔫下垂，主根易木质化或形成分叉，过于潮湿或积水，又易发生烂根。

（4）光照　白芷喜向阳、光照充足的地势，过于荫蔽则植株纤细，生长发育差。白芷对光照长短、强弱虽不甚敏感，但光对其生长发育有重要的作用。光能促进种子发芽，促进生物量及有效成分的积累。所以在生产中应选择好栽植密度、方式和修剪量，合理密植，充分利用土地空间和光照，才能既提高产品质量又获得高产。

2．生长因子

坡度、坡向、地势高低等是影响白芷生长发育的生长因子。白芷喜光照，忌积水，因此要选择向阳、地势高的地块种植。对前茬作物要求不严，但不能与胡萝卜、荆芥、北沙参轮作。灾害性天气也会直接影响白芷的生长发育，破坏人们的栽培目的，造成产量和品质下降以及经济损失。因此要时刻注意气象变化，提前做好应对措施。

三、地理分布

白芷，以根入药，为常用中药。能祛风散湿，排脓，生肌止痛。白芷在我国有着悠久的人工栽培历史，栽培分布遍布全国。药用白芷的产地来源很多，历代本草记载的白芷产地不一，品种较为混杂，目前民间仍有伞形科植物近30种当作白芷使用，而《中国药典》仅收载白芷及其栽培变种杭白芷为中药白芷。白芷药材均为栽培品，目前市场上按产地来源主要分为川、杭、祁、禹四大商品。河南禹州、长葛产者称为禹白芷，河北安国、定州产者名祁白芷，二者所用系古本草传统药白芷；浙江杭州栽培品种通称杭白芷（*Angelica dahurica* var. *formosana*），是现在药用白芷的主流品种，产于四川的杭白芷则称川白芷。其中川白芷是著名的川产道地药材，产量约占全国商品白芷的70%。但关于白芷的基源植物及分类历来争议较多，有学者认为川、杭白芷的基源皆为植物杭白芷，祁、禹白芷的基源皆为白芷。近来有研究指出4种商品白芷均来源于白芷原植物变种台湾白芷，建议定名为*Angelica formosana*de Boiss. cv. Officinanum，但是《中国药典》2015年版对白芷的收载并未作变更。

中药白芷的野生种质来源应当是伞形科当归属植物白芷［*A.dahurica*］的近缘野生种类，包括原变种兴安白芷［*A.dahurica* Benth. et Hook. f. ex Franch. et. Sav.］和变种台湾白芷［*A.dahurica* var.*formasana*（de Boiss.）Yen］，当代使用的中药白芷（包括川白芷、杭白芷、祁白芷、禹白芷）的野生种质来源为台湾白芷，目前仅分布于我国东南地区（以中国台湾地区为主）。

北方的山西、南方的江浙一带为白芷的道地产区，但由于历史的变迁，北

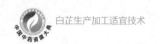

方的白芷的主产地已由山西一带变为现在的河北、河南，形成现在的祁白芷、禹白芷。

杭白芷广泛引种到南方多个省区，产地逐渐扩大。如四川遂宁在明代由杭州的杭白芷引种栽培而形成的道地药材。其后四川安岳、南充、达县等地从遂宁引种白芷在当地栽培，同样成为川白芷的主产地。此外由于杭州的城区扩大化及经济的发展，杭白芷的主产区已不再是以前的杭州，而是迁移到离杭州很远的磐安、东阳一带。

四、生态适宜分布区域与适宜种植区域

白芷野生分布于黑龙江、吉林、河北、辽宁、山西、内蒙古等省；我国北方地区多有栽培。主产于河南省禹县、许昌、鄢陵、长葛、孟县、沁阳、博爱、柘城、商丘、睢县；河北省安国、定州、深泽、万全、晋县、藁城、邢台、元氏、永年、顺平、获鹿；山东省莒县、定陶、济南、曲阜；辽宁省盖县、海城。

杭白芷野生分布于福建省及中国台湾地区；我国南方地区多有栽培。主产于浙江省余杭、永康、缙云、象山、磐安、东阳（图2-5）；湖南省茶陵、平江、慈利、安仁、涟源；四川省遂宁、达县、安岳、仪陇、崇庆、忠县、射洪、岳池、纳溪、平昌（图2-6）；贵州省遵义、习水、湄潭、黄平；湖北省蕲春、鄂州、利川、襄阳；云南省洱源、弥渡、昆明、姚安；陕西省汉中、渭

南、城固。

河南、河北、四川、浙江为白芷四大历史产区。按照产区不同，又分别称为禹白芷、祁白芷、川白芷和杭白芷。河南禹县、长葛等地出产的白芷习称禹白芷；河北安国、定州等地出产的白芷习称祁白芷；浙江余杭、永康等地出产的杭白芷习称浙白芷；产于四川遂宁、达县等地习称川白芷，产量大、质量好，为道地药材杭白芷的主产区。正常年间，全四川产量4000吨，其中素有"川白芷之乡"的遂宁白芷年产量约为2300～2500吨，产量最大，质量最好，被奉为地道药材，除国内销售外，还供出口。

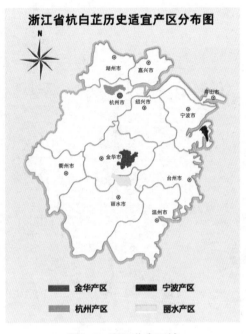

图2-5　浙江分布区域

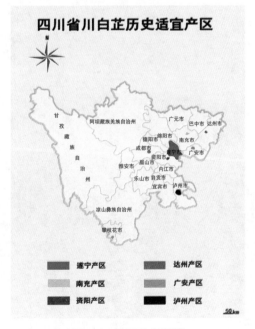

图2-6　四川分布区域

第3章

白芷栽培技术

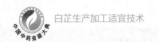

一、白芷主要栽培品种

（一）川白芷

1．生态环境

• 温度：年均气温17.7℃，≥10℃的积温5470～5627℃；平均最高气温为19.4℃，平均最低为7.5℃，在5～25℃白芷生长正常。

• 降水：年平均降雨量900～1000mm。

• 光照：平均日照时数1299～1380小时。

• 酸碱度：土壤酸碱度适中。

重庆产白芷主要栽种于南川三泉，该地自然条件优越，以中山地形为主，海拔高度在580～2250m之间，绝对高差1670m。该地区属亚热带湿润气候，常年平均温度16℃，全年平均日照为1273小时，降雨量为1100mm左右。

2．栽培及生长特性

在四川地区白芷一般为秋季播种，在温、湿度适宜条件下约10～15天出苗。幼苗初期生长缓慢，以小苗越冬；翌年4～5月植株生长最旺，4月下旬至6月根部生长最快，7月以后，地上部分变黄、枯萎，进入短暂的休眠状（此时为收获药材的最佳期）。留种植株8月下旬天气转凉时又重生新叶，继续进入第三年的生殖、生长期，4月下旬开始抽薹，5月中旬至6月上旬陆续开花，6月下旬至7月中旬种子陆续成熟。因开花结果消耗大量的养分，新的留种植株的根常木质化，甚至腐烂，不能药用。成熟种子当年秋季发芽率为70%～80%隔年种子发芽率很低，甚至不发芽。种植白芷为2年收根，3年收籽，不可兼收。

3．栽培品种

（1）川芷1号

①形态特征：生育期约216天，比对照早熟14天。平均株高177.0cm。叶片阔卵圆形，边缘粗圆齿型，被稀疏浅毛；叶面紫绿色，叶背紫色，叶片紫苏醛含量46.63%；茎秆绿紫色；花冠二唇形，粉红色；小坚果近球形，灰褐色。

②栽培要点

• 播种：一般于9月上中旬播种，在气候温暖的南方地区可延至10月中旬播种。

• 栽种：直播或育苗移栽。直播一般用穴栽，株行距40cm×40cm挖穴，清水浸种1～2小时，捞出晾干水气后用适量火土灰拌和均匀播种。育苗移栽一般按株行距15～20cm横向开沟条播，苗高10～15cm具4对真叶时定植，按株行距40cm×40cm挖穴，每穴2～3株。

• 田间管理：及时间苗补苗；苗期勤除草，注意浇水；雨季注意排水；施足底肥，早施提苗肥，重施封行肥，多施有机肥。

• 适时采收：白芷播种后第二年7月下旬左右叶片呈现枯萎状态时采收。

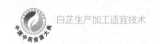

·适宜种植地区：四川盆地、丘陵和低山地区。

（2）川芷2号

①形态特征：为重庆南川收集的白芷材料，经系统选育而成。生育期平均616天，其中大田生产平均300天；种子繁育平均316天。大田生产植株株高87.0～96.4cm，叶柄基部紫色，叶色深绿、褪绿迟。根圆锥形，根头部钝四棱形；表皮浅黄色至黄棕色。留种开花植株长势旺、分枝多，株高1.8m左右，杆硬，抗倒。

②栽培要点

·播种：用当年繁育的种子，9月下旬至10月上旬播种；12月下旬匀苗、翌年2月下旬定苗。

·田间管理：底肥以有机肥为主，增施磷钾肥，控施氮肥。及时拔除早期抽薹植株。适时防治白芷斑枯病、根结线虫病、黄凤蝶幼虫及蚜虫等病虫害。7月中下旬，叶片枯黄时采挖，晒干。

·种子繁育：应选择根形好、无分叉、无损伤、无病虫害的根作种根。隔离区在500m以上。6～7月份分批采收成熟饱满种子，阴干。

·适宜种植地区：四川川中平坝、丘陵等白芷主产区。

（二）杭白芷

1．生态环境

·温度：年均气温16.1℃。

·降水：年均降水量1450mm左右。

·产地：杭白芷目前主产于浙江磐安和东阳，该地区位于浙江省中部，地理坐标东经120°17′～120°47′，北纬28°49′～29°19′，属亚热带季风气候区。

2．栽培及生长特性

杭白芷栽种采用秋播，播种时间较四川晚，每年9月下旬至10月上旬播种，翌年小暑至大暑（7月上旬至下旬）采挖。繁种与四川相同。

（三）祁白芷

1．生态环境

·温度：白芷主产地无霜期187天，年平均气温12.1℃，≥10℃的积温4302.1℃；最热月份（7月）平均气温26.4℃，最冷月份（1月）平均气温为-4.5℃。

·降水：平均年降水量550mm左右。

·光照：白芷喜温要求有阳光充足的环境，在阴蔽的地方生产不良。年日照数2685.3小时。

·产地：祁白芷主产于河北安国，该地区属华北大陆季风性气候，特点是

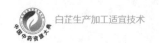

冬春季节干旱多风，降雨集中于7～9月份。

2．栽培及生长特征

该地白芷栽种分春播和秋播两种，春播于每年春分至谷雨前（3月下旬至4月中旬）播种，当年白露（9月上旬）采挖药材；秋播于每年白露（9月上旬）前后下种，翌年处暑节至白露节（8月下旬至9月上旬）采挖药材。以秋播的质量优。种子于立秋时节（8月上旬）陆续成熟。

（四）禹白芷

1．生态环境

• 温度：年平均气温14～15℃，≥10℃的积温4600℃，无霜期190～230天。

• 降水：年降水量要求在550～900mm。

• 湿度：相对湿度68%以上。

• 光照：平均日照1900小时以上。

• 土壤：土壤为砂质壤土，pH 6～8。

• 产地：河南产禹白芷适宜暖温带半湿润气候，海拔50～500m。

2．栽培及生长特征

禹白芷栽种方法主要为秋播，每年白露节后至秋分（9月上旬至下旬）播种，采挖时间较四川晚，多在翌年立秋后（8月中旬）采挖。

二、种子种苗繁育

1．繁殖材料

主茎顶端结的种子播种后容易抽薹开花，影响产品质量，所以应利用侧枝上结的种子作种。也可在收获白芷时选粗壮、无病虫害、根皮无伤的根，另行栽植作种用。一般按株距70cm开穴，每穴一株，次年即可提供良种，但白芷一般不采用育苗移栽，移栽的根部侧根多，而主根生长不良，品质较差。

2．种子繁殖

（1）种子播种期　生产上对白芷的播种期要求较为严格。白芷的播种期对白芷抽薹率和产量影响明显，由于隔年种子发芽率低，新鲜种子发芽率高，所以生产上一般以秋播为主，春播产量低，质量差，故一般以农历秋分至寒露期间播种比较适宜。

秋播因地而宜及各地习惯差异，河南以白露前后，河北在处暑至白露之间，四川于白露至秋分之间，浙江在寒露前10天进行，气温较高以秋分至寒露。春播于3～4月间进行。白芷不同地域播种期见表3-1。

表3-1　白芷不同地域播种期

地域	浙江	四川	河南	河北
播种期（秋播）	8月下旬	9月初至9月下旬	8月下旬至9月初	8月下旬至9月初

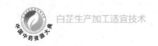

续表

地域	浙江	四川	河南	河北
播种期（春播）	无	无	无	3～4月间

（2）不同产地白芷种子形态学鉴别　不同产地白芷分果外观形态差异性不大，但在大小上稍有差别，杭白芷和川白芷分果较长，祁白芷分果较短；川白芷和禹白芷分果较宽，川白芷和禹白芷分果的种翅比例偏大，杭白芷和亳白芷分果的种翅比例偏小（图3-1、3-2）。

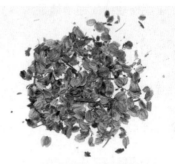

图3-1　白芷的种子-滕飞摄

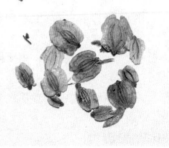

图3-1　白芷的种子-滕飞摄

（3）种子的标准

①中药材种子检验方法：按《农作物种子检验规程》（GB/T3543.2）的内容进行，如表3-2所示。

表3-2　中药材种子质量检验方法

项目	方法
扦样	送检样品最少120g，净度分析试样最少12g

续表

项目	方法
净度分析	过20目筛后进行净度分析
真实性鉴定	外观形态鉴定和大小测量
重量测定	千粒法
发芽试验	砂床，光照12小时，25℃/18℃昼夜变温，计数9~30天
水分测定	低恒温（105±2）℃，烘干时间4小时
生活力测定	30~35℃浸种过夜，将种子沿胚的中线纵切成两半，0.7%TTC溶液中30~35℃避光染色3小时
健康度测定	种子不作处理，直接接种于PDA培养基上，28℃培养3天

②中药材种子分级标准：运用K-Means Cluster分析方法，以发芽率和千粒重为主要分级指标，再结合生活力、净度和水分等为参考指标，得到中药材种子的分级标准。分级方法采用最低定级原则，即任何一项指标不符合规定标准都不能作为相应等级的种子。

③白芷种子的分级：白芷种子标准如表3-3所示。

表3-3　白芷种子标准

级别	发芽率（%）	水分（%）	净度（%）	纯度（%）	千粒重（g）
1级	≥85	8~10	≥95	≥99	≥3.5
2级	≥80	8~10	≥95	≥97	≥3.2

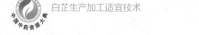

续表

级别	发芽率（%）	水分（%）	净度（%）	纯度（%）	干粒重（g）
3级	≥70	8～10	≥90	≥95	≥3.0

注：白芷种子未达到3级标准，则视为不合格种子。

三、栽培技术

1. 规范化种植基地的选择与整理

种植基地的选择应距公路主干道1000m以外，方圆500m无工业污染源，海拔高度90m，大气、土壤质量均达到国家标准，近水源，排灌方便，向阳。

白芷以根入药，喜温暖湿润和阳光充足的环境，宜选择耕作层在30cm以上的、地势高燥、土层深厚、疏松肥沃、排水良好的砂质壤土栽培。

白芷忌连作，但对前茬作物要求不严，一般棉花地、玉米地均适宜白芷种植，仅不宜与伞形科的作物连作。前作收获后，深翻土壤30cm以上，让其曝晒数日后，再耕翻一次。结合整地，每亩施入堆肥2000kg（或复合肥25kg、磷肥50kg）翻入土中作基肥。然后，把地整平耙细做成宽1.3m的高畦，四周开好较深的排水沟，并将畦面搂成龟背形，表土层要求疏松细碎。

2. 播种

白芷用种子繁殖。成熟种子当年秋季发芽率为80%～86%，隔年种子发芽率很低，甚至不发芽。一般采用直播，不宜移栽，移栽植物根部多分叉，主根生长不良，影响产量和质量。

（1）播前，将贮藏好的良种进行清选，除去瘪种及种子中混有的枝条等杂质后，用40℃温水浸种12小时或用60%湿度的砂与种子以3∶1的比例均匀混后，湿堆24小时，也可用2%的磷酸二氢钾水溶液喷匀种子后再闷种8小时播种，可促使提早出苗，且出苗齐，出苗率高。一般播种后15～20天可出苗，播种后如遇气温降低可用地膜覆盖，可保证正常出苗，且出苗整齐一致，但如果在适宜的播种期进行播种，又无明显的反常恶劣天气，则一般无需覆盖地膜。

（2）播种时可采用穴播、条播、撒播。

①穴播法：四川多用此法。株距约20cm、行距约30cm，亩播种量0.8～1.0kg，每穴播种7～10粒。播种时将种子与腐殖质细土或火土灰拌匀播于穴内，再覆土1～2cm，以看不到种子为宜，冬季干旱地区可以在畦面上覆盖稻草或麦秆保温。

②条播法：浙江、河南、河北多采用。在整好的畦面上，按行距30cm开浅沟，深度约1.5cm，亩播种量为1～1.5kg，将种子与细砂土混合，均匀地撒于沟内，覆土盖平，用锄顺行推一遍，压实，使种子与土壤紧密接触。

③撒播法：现浙江已少用。将种子均匀撒在已经耙平整的畦面上，之后盖上一层薄土及稻草。

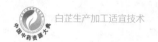

④精量播种法：精量化播种是指以最少的播种量，达到最合理的保苗株数，从而获得最佳的经济效益。通过机械化精量播种，可提高播种质量，减轻农民劳动强度。白芷种子直径较小，而且要求播种深度较浅，可选择"种子带"播种技术。"种子带"可以实现定量定位播种、节约用种。种子按照预先设定的株距和穴粒数，通过编织设备定量定位编织在"种子带"中，然后将"种子带"埋入一定耕层土壤中。"种子带"属绿色环保产品，由具有可降解的天然纤维的特殊物质组成，纤维溶解期约为30天左右，自然分解于土壤中，对土壤无任何污染。

3. 田间综合管理

（1）间苗、定苗　白芷幼苗生长缓慢，播种当年一般不疏苗，第二年早春返青后，苗高5～7cm时，开始第一次间苗，间去过密的瘦弱苗。条播每隔约5cm留1株，穴播每穴留5～8株；第二次间苗每隔约10cm留一株或每穴3～5株。清明前后苗高约15cm时定苗，条播者按株距12～15cm定苗；穴播者按每穴留壮苗3株，呈三角形错开，以利通风透光。定苗时将生长过旺，叶柄呈青白色的大苗拔除，以防止提早抽薹开花。

（2）中耕除草　每次间苗时都应结合中耕除草。第一次苗高3cm时用手拔草，只浅松表土，不能过深，否则主根不向下扎，叉根多，影响品质。第二次待苗高6～10cm时除草，中耕稍深一些。第三次在定苗时，松土除草要彻底除尽杂草，因为以后植株长大封垄，不能再行中耕除草。

（3）追肥 白芷喜肥，但一般春前少施或不施，以防苗期长势过旺，提前抽薹开花。封垄前追肥可配施磷、钾肥，过磷酸钙20～25kg，促使根部粗壮。封垄前追肥过磷酸钙肥25kg、硫酸钾5kg，施后随即培土，可防止倒伏，促进生长。追肥次数和数量可依据植株的长势而定，如即将封垄时叶片颜色浅绿，植株生长不旺，可再追肥一次；若此时叶色浓绿，生长旺盛，则不再追肥。

（4）排灌 白芷喜水，但怕积水。播种后，如土壤干旱应立即浇水，幼苗出土前保持畦面湿润，这样利于出苗。苗期也应保持土壤湿润，以防出现黄叶，产生较多侧根。幼苗越冬前要浇透水一次。次年春季以后可配合追肥灌水。如遇雨季田间积水，应及时开沟排水，以防积水烂根及病害发生。

（5）拔除抽薹 苗播后第二年5月若有植株抽薹开花，应及时拔除。

4. 病虫害综合防治技术

（1）斑枯病 又称白斑病，属于真菌性病害。病菌在病株基部和近地面病叶上越冬，次年春季随水滴飞溅而传播，引起初侵染，后进行多次再侵染蔓延危害。5月上旬开始发病，随着植株生长茂密、田间湿度增大，危害不断加重，种子带菌时可造成远距离传播。本病自5月初开始发病直至收获，危害期较长，是白芷的重要病害（图3-3）。

防治方法：收获后要彻底清除病残桩和地面落叶，不能与伞形科作物轮作；选择无病地块培育种子，在无病植株上采种；实行合理轮作，远离发病地块种植；合理密植，降低植株田间湿度，注意雨后排水防涝；

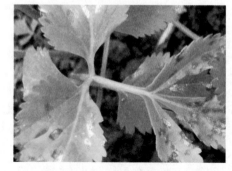

图3-3 白芷斑枯病

发病初期用1∶1∶100波尔多液或70%甲基硫菌灵600倍液、50%多菌灵可湿性粉500倍液、65%代森锌400倍液防治，根据病虫危害程度可每隔10～15天喷药1次，连续喷药2～3次。

（2）灰斑病 灰斑病属于真菌性病害，主要危害白芷的叶片、叶柄、茎及花序等部位。叶片发病后病斑圆形、多角形或不规则形。发病初期病斑黄绿色，后中央呈灰褐色，边缘褐色，有时不明显，常多个病斑汇合成大枯斑。发病后期病斑两面生有淡黑色霉层，严重时造成叶片早枯，根的产量及种子质量经济性状差（图3-4）。

防治方法：收获白芷药材时彻底清除田间残枝落叶，并集中烧掉；5月下旬多雨季节喷1∶1∶100波尔多液进行保护；6月下旬发病初期，用70%甲基托布津800倍液、65%代

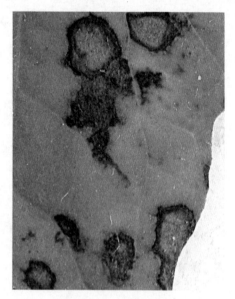

图3-4 灰斑病

森锰锌600倍液、65%多菌灵可湿性粉500倍液等药剂交替喷施2～3次加以防治，每隔10～15天喷药1次。

（3）紫纹羽病

紫纹羽病属真菌病害，主要危害白芷的根部。发病初期，可见白线状物缠绕在根上，此为病菌的菌索，后期菌索变为紫红色，互相交织成为一层菌膜。病根自表皮向内腐烂，最后全部烂光，严重时快速蔓延，造成减产甚至绝收。

防治方法：发现病株及时挖除，并在病穴内及周围植株撒上石灰粉，以防蔓延；雨季及时疏沟排水，降低田间湿度；高畦排水，用50%退菌特可湿性粉剂1000倍液喷雾2～3次。

（4）黑斑病　黑斑病为真菌病害，病害于6～7月发生，危害后白芷叶片上出现黑色病斑，在湿度大时，叶面生有淡黑色的霉状物，最后叶片枯死，严重时导致整株枯死（图3-5）。

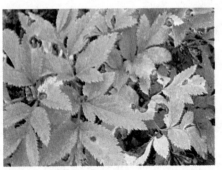

图3-5　黑斑病

防治方法：发现病株及时摘除病叶，集中烧毁或深埋；发病初期喷1∶1∶120波尔多液1～2次进行防治。

（5）立枯病　立枯病为真菌病害，病原菌为真菌中的一种半知菌。立枯病多

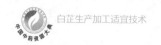

发生于早春阴雨季节，土壤黏重、透气性较差的环境中发病率较高。发病初期，染病幼苗基部出现黄褐色病斑，以后基部呈褐色环状并干缩凹陷，直至植株枯死。

防治方法：①在无病植株上留种，并选择远离发病的白芷地块种植。

②白芷收获后，特别要将残留的根挖掘干净，集中处理，清除病残组织，集中烧毁，减少越冬菌源。

③发病初期，摘除病叶，用1∶1∶100的波尔多液或用65%代森锌可湿性粉400～500倍液喷雾1～2次，能控制病情发展。

（6）根腐病　收获后堆贮加工的根受害，呈水渍状变软腐烂，表面生出白色絮状物，稍后生出褐色半埋的颗粒（分生孢子器），纵剖根部，内部组织变黑褐色，有许多小形菌核。病根失水后变为干腐。根腐病是白芷收获后加工期的重要病害（图3-6）。收获后干燥处理不及时，极易发病，引起根腐烂，失去商品价值。病菌以病根中的菌核、分生孢子器和菌丝体在土中越冬，作为初侵染来源。病菌易从伤口侵入，收获时造成伤口以及雨水多、堆积厚，不能及时干燥，均极易发病。

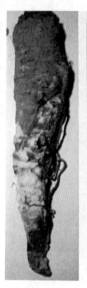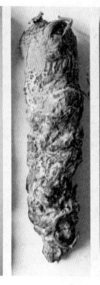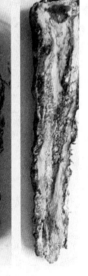

图3-6　根腐病

防治方法：① 收获和贮运时，尽量减少根的伤口造成；② 收获后，根不要堆放过厚，并及时干燥处理；③ 受病腐烂的根应收集销毁，以减少病菌侵染来源。

（7）菌核病　植株茎下部，被害部呈水渍状变色腐烂，病斑环茎发展，引起植株枯死。潮湿时病部可见白色絮状菌丝和黑色鼠粪状物（菌核）。菌核在土壤、病株残体中越冬，次年4～5月菌核萌发形成子囊盘释放子囊孢子，气流传播侵染植株（图3-7）。由于核盘菌寄主范围很广，邻近地产生的子囊孢子随气流传至白芷，引起侵染。4～5月雨水多，田间湿度大发病重。

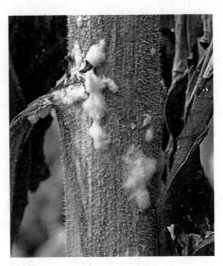

图3-7　菌核病

防治方法：菌核病在白芷上发生极零星和轻微，不必单独进行防治，对零星枯死病株可拔除销毁。

（8）根结线虫病　根结线虫病在白芷的整个生长期间均可发生。白芷被线虫寄生后，根部产生许多根瘤，根成结节状，地上部生长不良。病原是根结线虫属根结线虫。该线虫为内寄生，体积微小，肉眼不可见，雌雄异形，雄虫线状，雌虫近球形。该病初侵染来源主要是土壤及带线虫的种根。

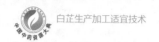

防治方法：种植白芷时与禾本科作物进行轮作；种植前半月用滴滴混剂进行土壤消毒和杀虫，每亩用药量40～60kg，整地后按照沟距33cm沟深20～30cm的标准开沟，将药施入沟中后立即覆土；挑选无根瘤的种根移植留种。

（9）大灰象甲 大灰象甲主要危害白芷的幼苗，以成虫和幼虫为害白芷的幼嫩组织，造成幼苗枯心、缺苗。3月上旬至4月上旬危害白芷地下幼嫩根，5月为危害盛期，嫩叶被咬成缺刻，幼苗被吃光，以成虫为害为主，并且有群聚危害习性（图3-8）。常在上午9时以前或下午18时以后到植株上部取食，中午气温高时潜伏于幼苗根际表土内。

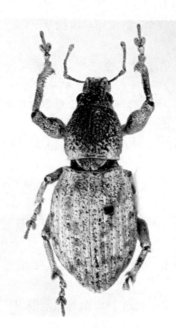

图3-8 大灰象甲

防治方法：早春于白芷地边种植白芥子引诱成虫，并在白芥子上撒90%晶体敌百虫诱杀成虫，以减轻危害；5月中旬用青草或菜叶切碎后加90%晶体敌百虫或40%乐果拌成毒饵，选择无风、晴天清早撒在白芷田间地面诱杀。

（10）红蜘蛛 红蜘蛛主要危害白芷的叶片，导致白芷叶片卷缩或变为畸形，影响叶片的光合作用，并造成减产（图3-9）。危害初期叶片出现黄色针尖样斑点，引起植株长势衰弱，后期叶片焦枯，似火烧状。红蜘蛛具有世代重叠现象，主要以雌成虫群聚在枝叶、残株及菜草根部越冬。次年3月越冬成虫出蛰活动，危害白芷并繁殖。

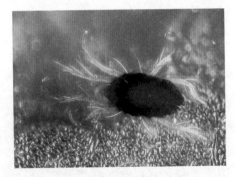

图3-9　红蜘蛛

防治方法：在白芷收获季节，彻底清除田间枝叶及田间周围杂草，集中烧毁或深埋，减轻来年虫源；为害初期用10%吡虫啉1500倍液或4%杀螨威乳油2000倍液喷雾防治，每7～10天喷药1次，连喷2～3次。

（11）白芷胡萝卜微管蚜　蚜虫主要危害白芷地上部，白芷叶片受害后造成卷叶，使植株生长不良。蚜虫刺吸白芷叶片、幼嫩组织及花器的汁液，影响植株光合作用而造成减产（图3-10）。蚜虫具有世代重

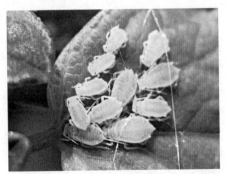

图3-10　微管蚜

叠现象，以卵、若虫在杂草和白芷上越冬，越冬卵附着在白芷叶片、叶柄、叶腋及心叶处越冬，春季气温回升后开始孵化为害白芷和其他作物。

防治方法：①秋播白芷幼苗出土后入冬前，有翅蚜迁飞至白芷为害，在发生卷叶时应及时用药挑治，减少幼苗受害和越冬虫源；②开春后，应在心叶开

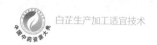

始卷叶时，及时用药，药剂可选用抗蚜威、吡虫啉、溴氰菊酯等；③留种地在

抽薹和开花期，用药防治。

（12）赤条蝽　赤条蝽主

要危害白芷地上部分，影响植

株光合作用，主要以成虫和若

虫在白芷嫩叶、花蕾和种子上

吸食汁液，严重时使白芷叶片

干枯、畸形而造成减产（图

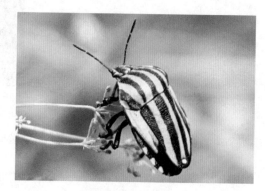
图3-11　赤条蝽

3-11）。赤条蝽具有转移危害习性，以成虫在枯枝落叶及杂草丛中或土下越冬，

5月开始危害白芷地上部，6～7月吸食白芷青果实汁液，然后转移危害其他植物。

防治方法：加强白芷田间管理，冬季清除白芷田间枯枝落叶和杂草，沤肥

或集中烧掉；在危害盛期选用2.5%溴氰菊酯3000倍液或20%杀灭菊酯2500倍液

喷施1～2次进行防治。

（13）黄凤蝶　黄凤蝶属

鳞翅目凤蝶科，以幼虫食害白

芷叶片，造成白芷叶片缺刻，

严重时可对白芷产量造成影响

（图3-12）。

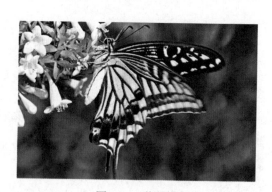
图3-12　黄凤蝶

防治方法：幼虫期和化蛹期人工捕杀幼虫和蛹；危害盛期用90%敌百虫800倍液喷雾，每隔5～7天喷雾1次，连续喷雾2～3次，或用青虫菌（每克菌粉含孢子100亿）500倍液喷雾。

四、采收与产地加工技术

1. 采收

白芷因产地和播种时间不同，收获期各异，春播白芷当年采收，一般在10月中下旬收获；秋播白芷第二年采收一般在9月下旬，一般以地上部茎叶变黄枯萎为标志。采收过早，植物尚在生长，地上部营养仍在不断向地下根部蓄积，糖分也在不断转化为淀粉，根条粉质不足，影响产量和品质；采收过迟，如果气候适宜，又会萌发新芽，消耗根部营养，同时淀粉也会向糖分转化，使根部粉性变差，也会影响产量和品质。

收获时选晴天，割去地上部分，然后用齿耙依次将根挖起，抖去泥土，运至晒场，曝晒1～2天，除泥土，剪去残存叶茎，除去须根，按大、中、小分级，分别堆放曝晒。晒时切忌淋雨，晚上一定要收回摊放，否则易霉烂。如规模化生产白芷，可用烤房烘干，烤时应将头部向下尾部向上（最好不要横放）摆放，同时注意分开大小规格，根大者放在下面，中等者放在中间，小者放在上面，侧根放在顶层，每层厚度以7cm左右为宜，温度保持在60℃左右为宜；

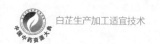

烤时不要翻动，以免断节，一般经过6～7天全干，然后装包，存放于干燥通风处即可。采收过早，植株尚在生长，地上部营养仍在不断向地下根部蓄积，糖分也在不断转化为淀粉，所以会使根条粉质不足，同时影响产量和质量；采收过迟，如果气候适宜，又会萌发新芽，消耗根部营养，同时淀粉也会向糖分转化，使根部粉性变差，也会影响到产量和质量。所以，适时采收很重要。一般按各地的习惯：春播的，如河北产白芷在10月初异欧前胡素积累量最高，因此河南在霜降前后收获；秋播的，一般第二年7～9月收获，如四川在次年的小暑至大暑之间，浙江在大暑至立秋，河南在大暑至白露，河北在处暑前后收获。白芷不同地域采收期见表3-4。

表3-4　白芷不同地域采收期

地域	浙江	四川	河南	河北
采收期（秋播）	7月下旬至8月上旬	次年7月	次年7月至9月初	次年8月下旬
采收期（春播）	一般当年10月中下旬			

　　由于白芷为根茎类药材，种植深度很深（一般在20cm 以上），用人工收获费工费时，损失大，劳动强大和劳动成本都很高。因此，在部分有条件的区域已采用机械化收获方式。目前专用中药材挖掘机主要有往复振动筛子和链条加振动筛子为主要部件的两种类型。前一种能一次性完成挖掘、收集，从而减少

损失，降低收获成本，但机械作业故障率高，作业效率不高；后一种是先机械深挖，后人工捡拾，收净率高，能达到作业要求，但所需人工较多。根茎类中药机械化收获是否干净，一方面在于收获农机具的配套，另一方面主要在于驾驶员田间作业对于机组的驾驶操作。

2. 产地加工技术

（1）晒干　新采收的白芷可平铺于席上置阳光下曝晒1～2天，（也可选泥地，但不宜在水泥地上晒）再按大、中、小分级晾晒，晒时要勤翻，切忌雨淋，遭雨则易霉烂或黑心，降低产量。每晚要收回摊放，以防露水打湿。白芷含淀粉多，不易干燥，如遇连续阴雨，不能及时干燥，会引起腐烂。浙江产区起收后，将白芷置于有水的缸内，洗去泥土及须根，捞出用清水冲洗干净，然后放在木板或光滑水泥地面上，按鲜重加入5%左右的石灰，用铁耙推擦、搅拌，以石灰均匀黏附于白芷表面为度，再分大小置竹匾或芦席上曝晒；一般小者8～9天，大者约20天左右可晒至全干。也可以将挖出的根放在缸内加石灰搅匀，放置一周后以针刺而不入为度，再取出晒干。一般每亩地可收干货600～800kg，高产的可达1000kg左右。

（2）烘干　将主根上残留叶柄剪去，摘去侧根，35℃条件下烘干至干燥。张志梅等比较了不同干燥方法白芷中欧前胡素、异欧前胡素以及白芷断面性状的变化（表3-5），白芷35℃烘干需要时间短，外观性状较好，欧前胡素和异欧

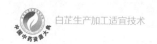

前胡素含量显著高于户外风干，且高于硫黄熏干。

表3-5　不同干燥方法对白芷外观性状和成分含量的影响

干燥方法	根横断面性状	所需时间/d	欧前胡素/%	异欧前胡素/%
户外风干（CK）	浅褐色	45	0.242	0.068
室内阴干	浅褐色	60	0.244	0.071
35℃烘干	浅褐色	7	0.325	0.078
70℃烘干	焦黄	3	0.340	0.052
105℃烘干	焦黑	1	0.195	0.050
硫黄熏干	洁白	30	0.142	0.052

（张志梅，2005）

　　硫熏法对防止白芷腐烂效果较为明显，同时硫熏后对药材也有增白作用，在市场上较受欢迎。但据多方研究报道，发现此种加工方法对白芷药材的质量影响很大。采用硫黄熏蒸方法，不仅对白芷的两类主要的有效成分香豆素类和挥发油类损失极大，致使白芷药材质量明显下降，而且硫还渗入药材内部，存在着对用药者有危害的隐患。所以，白芷药材的加工方法还是以采取太阳晒干配合其他物理方法为好。

五、留种

在大田商品白芷生产中，常因种子、肥水等原因，5～6月份就有少量植株抽薹开花，导致根部变空腐烂，失去药用价值，其结出的种子下一代也会提前抽薹，故应及时拔掉。

留作种母不同部位所结的种子其特性也不同。

主茎顶端花薹所结的种子较肥大，发芽率高，但抽薹率也高，影响商品白芷的产量；二、三级枝上所结的种子瘦小，质量较差，抽薹率不高，播后出苗率较低；一级枝所结种子质量最好，其出苗率和成苗率最高，抽薹率也低。

白芷收获时，从鲜商品白芷中选择中等粗、生长健壮、顺直、无病虫害、无损伤、未分杈、具有白芷明显特征特性的鲜白芷作种根即种母。

六、白芷组织培养技术

1.　白芷愈伤组织的诱导

取2～3年生白芷植株的幼叶作为外植体，以MS为基本培养基，附加水解酪蛋白0.5～1.0mg/L，按需要加入2,4-D和6-BA，配制成MS+2,4-D 0.5～2.0mg/L+6-BA 0.2mg/L的培养基。幼叶经0.1%升汞溶液表面灭菌、无菌水浸洗后，接种于培养基上进行培养。培养温度为25～28℃，光照用30W荧光

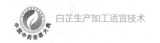

灯，培养材料距灯管20～40cm，每天光照10～12小时。幼叶叶片切块在培养基上暗处培养70多天，可获得可转接的愈伤组织。

2. 再生植株的形成

将愈伤组织转接到MS+2,4–D 0.01～0.1mg/L+6–BA 0.01～0.1mg/L培养基上后，在光照条件下分化出珠状结构的芽，其大小如豌豆，形似荸荠。进而有幼叶2～3片鞘状体抽出，基部长出粗壮的根，形成完整的小苗。若将愈伤组织转接到低浓度的2,4–D与6–BA的MS培养基上，仍在暗处培养，可形成大量团状愈伤组织，并从其局部分化出胚状体，在光照条件下，胚状体经不同发育时期形成完整的再生植株。再生植株的移栽成活率可达100%，植株生长良好，能正常开花结实。

3. 白芷原生质体培养与再生植株形成

取白芷茎节灭菌后切成薄片，放在含2,4–D 2.0mg/L的MS培养基上诱导培养，1个月后产生白色松软的愈伤组织。再将形成的愈伤组织转入含2,4–D 1.0mg/L的MS培养基上继代培养，每20天一次。最初2个月，愈伤组织主要由体积较大的长形液泡化细胞构成，仅有少数体积较小近圆球形细胞。3个月以后，体积小的细胞增多，并出现2个以上细胞的小细胞团。用此种愈伤组织游离原生质体，得率较低，分裂频率也较低，原生质体再生的细胞团及愈伤组织不能分化。半年左右，愈伤组织仍呈白色松软状态，表面没有明显的变化，但部分愈伤组织内部产生较多由数个小而圆、胞质特别丰富而颗粒多的细胞组成的细胞团，选用此种愈伤组织分离原生质体并进行培养。

将上述愈伤组织继代6～8天后取出置于不锈钢筛网上，用含5mmol/L CaCl$_2$的0.6mol/L甘露醇溶液冲散，滤下单细胞，取网上细胞团置于酶液中游离原生质体。酶液组成为：纤维素酶（Cellulase onozuka R-10）1.5%+离析酶（Macerozyme R-10）+蜗牛酶（中国科学院生物物理研究所制）0.5%+葡聚糖硫酸钾0.3%+CaCl$_2$ 5mmol/L+甘露醇0.6mol/L，pH 5.8。在黑暗中保温5小时，酶混合物经300目筛网过滤，滤液在500r/min下离心5分钟，去掉酶液，收集原生质体并用含5mmol/L CaCl$_2$的0.6mol/L甘露醇洗涤2次，原生质体培养基洗涤1次。然后以2×10^5/ml密度重新悬浮于培养液中，吸取0.8ml而悬浮液于直径3.5cm小培养皿中，加入0.2%琼脂糖软包埋培养。

原生质体培养基（MSIA）采用MS无机盐及有机成分，附加葡萄糖90g/L、蔗糖10g/L，水解酪蛋白500mg/L、D-核糖250mg/L、D-木糖250mg/L、谷氨酰胺100mg/L、天冬氨酸20mg/L、甘氨酸2mg/L、半胱氨酸2mg/L、抗坏血酸2mg/L、椰乳20ml。培养基中加入2,4-D 1.0mg/L+ZT 0.5mg/L。在MSIA中，培养到第7天，原生质体再生细胞开始分裂，15天左右形成十几个细胞的细胞团。培养20天后，当有较多细胞团形成时，分作不同处理，添加不同渗透压及激素组合的培养液。每10天加液一次，每次0.25ml，最后一次添液后10天，观察

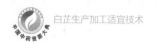

结果。

4. 体细胞胚的形成及植株再生

配制原生质体再生愈伤组织增殖培养基MS+2,4-D 0.5mg/L+蔗糖3%；体细胞胚发生发育培养基MS+蔗糖2%；胚根发育培养基MS+NAA 1.0mg/L+蔗糖2%。2个月左右，当原生质体再生的细胞团形成肉眼可见的球形胚及小愈伤组织后，将1.5～2mm以上的球形胚直接转入体细胞胚发生发育培养基中继续发育。其余的培养物分别转到愈伤组织增殖培养基及体细胞胚发生发育培养基中增殖及分化。

在愈伤组织增殖培养基中，小愈伤组织继续生长形成愈伤组织，1mm以下的球形胚大多数形成多级胚聚合体，1.5～2mm以上的球形胚变化不明显。

在体细胞胚培养基中，小愈伤组织开始时继续生长，半月后变慢，最后分化出体细胞胚。1mm以下的球形胚部分变褐，另一部分先形成多级胚，然后从多级胚团块上先后长出较大的球形胚并发育成子叶胚。1.5～2mm以上的球形胚体积增大，随之长出子叶，形成子叶胚。

将在愈伤组织增殖培养基中的愈伤组织，转移至体细胞胚发生发育培养基中，表面上长出球形胚和子叶胚。不同来源的子叶胚在体细胞胚发生发育培养基中长出绿色正常的叶片，但胚根极少发育，转移到胚根发育培养基中诱导生根并发育成完整植株。

第4章

白芷特色
适宜技术

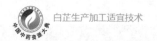

一、白芷种子优化培育技术

白芷生产过程中，种子培育至关重要，它关系到下一年度甚至连续多年白芷的生产。比如一年生白芷开花所结种子因为生育期不足、发育不饱满、后代早期抽薹率高等原因不能做种；二年生白芷主茎顶端花序所结种子会因其成熟期较早、采收期较晚而形成早熟晚收种子以及营养充足等原因也会出现较高的早期抽薹率，因此主茎顶端花序所结种子不宜做种；另外白芷的二级分支花序因花期较晚、种子成熟期不一致、营养不足的原因常导致种子发育不足，也不宜做种。因此白芷生产中应通过连续的技术操作来培育优质的种子，以保证生产出优质合格的白芷药材产品，从而提高经济效益和社会效益。现将白芷种子优育技术介绍如下。

1. 整地

白芷种子培育地对前茬要求不严，可选择地势平坦、阳光充足、耕作层深厚、疏松肥沃、排水良好的砂质壤土，种子培育地整地时可不施基肥。前茬作物收获后，及时进行翻耕，深度达30cm以上为好，翻后晒土使之充分风化，晒后再翻耕1次。整地时，要深耕细耙，并使上下土层肥力均匀，以提高白芷的生长和结实。

2. 种根选择和处理

白芷是跨年收获的作物，不能药材与种子兼收，必须单独另行培育种子。

在收获白芷药材时，根据选留种目的和要求选择单枝根较粗壮、主根无分叉、健壮无病虫害的植株留种。此类型植株较高，根部肥大，根的顶端较小，栽培后需肥量较少，种子产量较高。另外，白芷播种后的第二年5月往往有少数植株生长旺盛，提前抽薹开花。这种白芷所结种子播种后将提前抽薹开花，不能做种用。

3. 栽种和田间管理

栽种时种根栽植不宜过浅或过深，栽植过深会导致抽薹缓慢且不整齐，延长种子采收期限，并产生畸形植株而减产，栽植过浅容易引起白芷抽薹开花后植株从根茎处折断。栽种时以回土平整后种根覆土1～2cm为宜。种根栽种后马上施肥会增加种根腐烂病的发生，因此需等待5～7天后再施肥，白芷种根自身储存了较多养分，因此不需要施用过多肥料。种根栽种后应加强除草和培土等田间管理。白芷喜水，但也怕积水。雨水充足的地方可不用浇水，但在干旱、半干旱地区，栽种前必须浇水，栽种后如土壤干燥也应立即浇水，播种后长时间不下雨，每隔几天应浇水一次，以保持畦面湿润，利于种根萌发和生根。雨季应及时开沟排水，以防积水造成烂根及病害的发生。白芷地内亦可进行间套作，原则上以在立春前能收获的矮小作物为好，如莴苣、菠菜、葱、蒜苗、蚕豆等蔬菜。在白芷栽种时，根据间套种作物习性分别起畦种植，并在第2年白芷抽薹开花前及时收获，以有利于白芷的后期生长，间套作作物可在行间进行

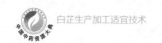

条播，也可穴栽。

4. 病虫害防治

白芷种子培育过程中常受到多种病虫害的危害，并对白芷种子的产量和商品质量产生较大的影响，严重时甚至导致严重减产或绝收，其中危害较为严重的病害包括斑枯病、黑斑病、立枯病等，危害较为严重的虫害主要有红蜘蛛、蚜虫等。

5. 控花修剪

合理修枝是防止白芷早期抽薹的重要技术措施，同一植株不同部位结的种子其特性不同。主茎顶端所结的种子较肥大，但播种后早期抽薹率最高；二、三级分枝所结的种子瘦小，质量较差，抽薹率不高，但播后出苗率和成苗率都较低；一级分枝所结种子，质量最好，其出苗率和成苗率最高，抽薹率也较低。

进入开花期后应及时进行控花修剪，剪除主茎顶端花序和二、三级侧枝花序，仅保留一级侧枝花序，保证一级侧枝花序的营养供给，使种胚发育成熟一致，缩小种子的个体差异，这样培育的种子播种后早期抽薹率较低，出苗整齐，便于管理，植株也具有优良的性状。

6. 种子采收与管理

过于老熟的种子播种后也易提前抽薹开花，因此适时采种也是保证白芷种子性状优良的重要技术措施，种根栽种后第2年7月种子陆续成熟，可分期分批采收。白芷种子采收方法是当种子变成黄绿色时，分批采收，采收时用剪刀剪下种穗，置通风干燥处阴干，不可曝晒，当种子干燥后轻轻搓下种子，去除杂质，置通风干燥处贮藏。白芷种子储藏时可用布袋装种子，不宜用塑料袋，种子储藏室必须干燥通风，否则容易引起种子霉烂。储藏的种子应及时编号保存，并详细记录采收时间和种子来源等信息。

二、防治白芷早期抽薹技术

白芷早期抽薹，易使根茎木质化，黏性差，质量下降。近年来由于忽视栽培管理措施，致使白芷早期抽薹严重，约占种植面积15%～20%，多者达30%以上。以下是控制白芷早期抽薹的措施。

1. 适时播种

试验证明，白芷的最适播种期在白露后5～10天内（9月10日左右）。即冬前苗龄为92天左右，幼苗生长4～6片真叶。

2. 合理修枝

选育良种同株种子，由于着生的部位不同，其性状有很多差异，因而播种后植株的抽薹率死亡率也相差很大，经修枝培育的种子播种后，抽薹率和死亡率都较低，而"漫薹籽"（未经修枝主茎上所产的种子）其抽薹率和死亡率都较高。因此，合理修枝，选育良种，是防止白芷抽薹，保质夺高产的关键。方法是：剪去主茎和二、三级枝上的花序，保留一级枝花序。从而保证一级枝花序的供养，达到种胚发育成熟一致，缩小种子的个体差异，使其具有优良的性状（图4-1）。

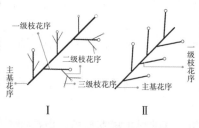

图4-1　白芷的合理修枝

Ⅰ.剪修前植株图；Ⅱ.剪修后植株图

3. 控制水肥

白芷虽喜水肥，但在幼苗前期不可多用（冬前春后一般不浇水）。以防幼苗冬前旺长。在立夏后（5月中旬）开始浇水追肥，因这时植株生长旺盛，呼吸和光合作用较强，新陈代谢快。气温高，需水肥量大。在正常情况下，立夏后每月浇水4次，施肥1～2次。这样既可调节其生长发育，又可防止早期抽薹。氮、磷、钾用作底肥的比例不同，白芷的早期抽薹率不同。白芷抽薹率随氮、磷用量的增加而增加，随钾肥用量的增加而减少。在白芷生产上，平衡施用氮肥，磷、钾肥50%作底肥，50%作追肥，既可获得较高产量，又可减少白芷早期抽薹率。

4. 摘心晾根

在幼苗发育期，由于气候、水肥、种子和播期等原因，也会促使其旺长早发。冬前生长8～10片真叶的，在春后易形成生长中心。对此，在5～6月应采用摘心晾根来控制其长势。当白芷茎尖形成明显的生长点时，选晴天（上午10时左右）用竹刀将茎心芽摘去（约1cm长），以去掉顶芽为好。摘心后隔3～5天浇水追肥（不能马上浇水，以防腐烂和死亡），这样会使白芷茎节失去抽薹的条件。

5. 探锄扒土晾根

选有明显抽薹的白芷，先深锄一次，选晴天扒土晾根5～7天，深度为根茎长的1/3为好。过深易死，浅者起不到控制效果，不得伤主根或摇动幼根。然后封根浇水追肥，这样可控制植株过早地由营养生长向生殖生长转化，减少抽薹率。试验证明，晾根以6月中旬为宜，太迟因气温高，易死亡；或花序已分化完毕，达不到防抽薹效果。

三、白芷药菜间作技术

近几年实践证明：白芷不但能与1～2年生牡丹、白芍、太子参、旱半夏套种，还可与蔬菜间作，实行药菜间作。这是利用不同作物的生物学特性达到充分利用地力和阳光，药菜互补的原则，解决种植药、菜争地的矛盾，增加单位面积的产值。其具体做法如下。

白芷适应性强，喜水耐寒，喜连作，但不耐旱，播期为秋播和春播。秋播8月下旬至10月上旬，春播在3月下旬至4月上旬。但以秋播产量高、质量

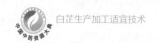

好。待玉米将要收获时，在离玉米植株10cm左右耧沟2.5cm深，把选好的白芷种子均匀地撒播在沟内，覆土1.5～2cm，每行玉米播种两行白芷。因其种子小皮厚，出苗时间长，通过玉米秆遮阴，以保持土壤湿润，待白芷出齐苗后把玉米秆用镰刀削掉拉出地外。也可在玉米收获后施肥整地种植白芷，在足墒播种后，地表需覆盖一薄层麦秸、麦糠等遮阴物，以保持土壤湿度。白芷年前为苗期，一般不需管理，只浇一次封冻水。年后按正常管理。

种植蔬菜可选择大叶菠菜、四月慢油菜和越冬甘蓝等品种。在玉米行内种植白芷时出现了大小行，可在大行内（50～60cm）施肥整地，亩施腐熟圈肥2500kg，过磷酸钙50kg，深翻25cm深，整平耧细。9月下旬至10月中旬，撒播菠菜或油菜，春节前后即可上市。也可10月初育越冬甘蓝苗，11月份定植，翌年4～5月上市。经几年的实验表明，这样亩种植蔬菜的土地利用率在60%，可产菠菜1000kg，油菜1500kg，甘蓝2000kg。

由此看来，这种药菜间作比种植单一品种在单位面积上产值要提高得多，可谓药菜间作效益倍增。

四、白芷混作套与育苗移栽技术

白芷在播种后，药农一般习惯于用麦壳、稻草等盖种，但由于白芷种子太小，生长势太弱，稍遇大雨就可能造成蒙芽，种芽不能顶出土面。因此药农常说"白芷只要出了苗，就成功了80%"。为了使白芷能顺利出苗。可以用萝卜与白芷混种，利用萝卜破土能力强的特点，帮助白芷芽苗出土，萝卜生长快，很快在地内形成优势群，抑制了草害的发生，在萝卜收后白芷就能继续生长了，这种方法既不影响白芷产量，又能多收获一季萝卜，并且还能大大减轻杂草危害，降低除草成本。白芷从上年9月中下旬或10月上中旬下种，到翌年7月中下旬收获，占地时间基本上是1年，但白芷生长旺期是在次年3～7月的4个月时间里，与玉米生长周期同步。试验证明，实行育苗移栽的办法，让白芷在次年3月下地，从而减少占地时间，降低生产成本的办法是可行的。方法是：在白芷的正常播种季节苗床营养袋育苗，营养袋选用纸袋，规格5cm×5cm，将苗床泥土浅挖后，用磷肥50kg，腐熟干杂肥500kg，油枯100kg，均匀撒在床土上，再与土拌匀，将表土装袋后按厢宽1.3m依次摆放，亩做营养袋20万坨，可移栽本田20亩（麦药套作地35亩）。装袋后将种子撒在表面，再用过筛细砂土盖种0.5cm厚，喷施1次盖草能防草害，然后起拱盖膜；盖膜的泡种时间可推迟至10月上旬，9月下种不盖膜的泡种时间与前同。注意保持床土湿润，及时拔出杂草。这种方法栽种白芷具有以下优点：一是减少了一季占地；药农在正常播种季节育苗，次年3月中下旬移栽。因为白芷前期的生长势弱，栽前苗床内并不拥挤，栽后气温回升快，生长迅速，占地仅4个月；二是宜栽地扩大，所有种玉米的地块均可种植白芷；三是极大地降低了

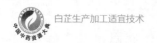

除草成本，直接播种亩除草成本在200元以上，而用这种方法育苗除草成本不足15元；四是可实现苗齐、苗壮，出苗后按每袋3～4苗定苗，不会出现直播缺窝缺苗现象，且苗架整齐粗壮。育苗移栽很容易使下部直根受伤后出现叉根而影响商品性，但采用营养袋育苗的办法在移栽时将袋底轻轻破开后放在窝内，周围填上土即可，不用重压土壤，对白芷的整个根系无任何伤害，不会出现叉根。这种育苗移栽的方法已试验成功，可以在大面积上扩大示范。

五、新型干燥加工技术

不同干燥方式对白芷中香豆素及挥发油类化学成分的含量也有影响。恒温干燥温度越低，越有利于香豆素类成分的保留。热风变温干燥总香豆素成分含量高于恒温干燥。白芷挥发油受干燥温度的影响也较大。恒温干燥中，温度越高，挥发油含量越低。热风变温整体上优于热风恒温干燥。中波红外45℃和50℃干燥要优于热风45℃和50℃干燥。

综合评价白芷的干燥时间、外观性状、功效成分。控温控湿50℃干燥外观性状最好，优于变温干燥及中波红外干燥，变温干燥及变温缓苏干燥外观性状整体得分较低。虽然中波红外干燥50℃在香豆素和挥发油含量上略高于控温控湿50℃干燥，但由于其干燥原理易造成白芷药材内部的褐化。在功效成分含量符合标准的条件下，白芷加工使用变温控湿热风干燥机，适宜温度为50℃，排湿湿度35%。

第5章

白芷药材
质量评价

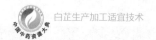

一、本草考证与道地沿革

1. 本草考证

目前市场上的白芷按产地主要分为川、杭、祁、禹四大商品，关于白芷在历代本草的记载不尽一致，为真实反映白芷的药用历史与现状，特作整理。

关于白芷一词最早见于《离骚》（公元前278年前），辟芷、芳芷、白芷、白蓝、芳香等记载，但并未注明是否药用。白芷药用始载于《五十二病方》（成书于公元前168年），书中就明确记有白茝（芷、茝，即白芷）。《神农本草经》也记载有诸如"味辛，温，无毒。治妇人漏下赤白，血闭，阴肿，寒热，风头侵目泪出，长肌肤，润泽，可作面脂。"其后历代本草均有相关记载且补充。至今已有2200余年的药用历史。

白芷为常用中药，在古代很多文献中都有记载，《神农本草经》："主女人漏下赤白，血闭阴肿，寒热，风头侵目泪出，长肌肤，润泽。"《滇南本草》："祛皮肤游走之风，止胃冷腹痛寒痛，周身寒湿疼痛。"《本草纲目》："治鼻渊、鼻衄、齿痛、眉棱骨痛，大肠风秘，小便出血，妇人血风眩晕，翻胃吐食；解砒毒，蛇伤，刀箭金疮。"

宋代汉阳史君王，博采民间验方，著《百一选方》，其中收录香白芷一味，炼蜜为丸名"都梁丸"，治妇人痛经有效。其来源据说还有一段有趣的传说。

公元960元，宋太祖赵匡胤建都汴梁（今开封），一时太平盛世，人才荟萃。传说南方一富商的掌上明珠年方二八，患痛经症，每逢行经即腹部剧痛。虽遍访当地名医，疗效甚微，痼疾缠绵，形体日衰，容颜憔悴精神萎靡。急得富翁食不甘味，夜不成寝。为了治好千金之疾，富翁携爱女日夜兼程向京都寻找名医。赶至汴梁，适逢女儿经期，腹痛顿作，呼天唤地。正巧，一采药的老翁路过闻之，经仔细询问病情后，从药篓里取出白芷一束相赠，嘱咐以沸水洗净，水煎饮用。富翁半信半疑，但眼看女儿疼痛难忍，无药可施，只好一试。不料，一煎服而痛缓，二煎服而痛止，又服数煎后，次月行经，安然无恙。富翁喜出望外，四处寻觅采药老翁以重金酬谢。从此，白芷一药，在庶民百姓中广为流传，后有人先把白芷用沸水泡洗四五遍，晾干后研末，炼蜜为丸，丸如弹子大。因香白芷在京都汴梁觅得，故取都梁为名，更增添了它的神奇色彩。

2. 道地沿革

在《名医别录》记载有："……生河东川谷下泽……今出近道，处处有，近下湿地，东间甚多"，《图经本草》附有泽州白芷地图，河东在今山西省黄河以东，泽州主要是指山西晋城一带，这说明了山西在汉代就出产白芷。在《图经本草》还有这样一段记载："白芷生河东川谷下泽，今所在有之，吴地尤多"，吴地主要是现在的江苏、浙江等地。从宋《图经本草》："吴地尤多"，及《本草衍义》："出吴地者良"的记载，可以看出宋代江浙的白芷已有取代泽州白芷

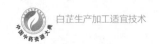

成为主流商品的趋势。明代《本草乘雅半偈》进一步记载："所在有之，吴地尤多。近钱唐览桥亦种潏矣。"《本草品汇精要》中也载："道地：泽州，吴地尤胜。"说明了杭白芷自古就是道地药材之一。从本草的记载来看，北方的山西、南方的江浙一带为白芷的道地产区，但由于历史的变迁，北方白芷的主产地已由山西一带变为现在的河北、河南，形成现在的祁白芷、禹白芷，山西在清代及民国时期并不栽种白芷，其依据：1959年的《山西中药志》："绛县人工栽种白芷已经成功"，说明之前山西并无栽培白芷的历史；清代及民国时期的本草均无山西出产白芷的记载。

另外历代本草所载的江南白芷，同现在浙江省这一地区分布的杭白芷基本相符，以后杭白芷广泛引种到南方多个省区，产地逐渐扩大。如四川遂宁在明代由杭州的杭白芷引种栽培而形成的道地药材。其后四川安岳、南充、达县等地从遂宁引种白芷在当地栽培，同样成为川白芷的主产地。此外由于杭州的城区扩大及经济的发展，杭白芷的主产区已不再是以前的杭州，而是迁移到离杭州很远的磐安、东阳一带。

二、药用性状与鉴定[1]

本品为伞形科植物白芷 *Angelica dahurica*（Fisch. ex Hoffm.）Benth. et Hook.

1　采用《中国药典》2015年版标准

f.或杭白芷*Angelica dahurica*（Fisch. ex Hoffm.）Benth. et Hook. f. var. *formosana*

（Boiss.）Shan et Yuan的干燥根。夏、秋间叶黄时采挖，除去须根和泥砂，晒干

或低温干燥。

1. 性状

本品呈长圆锥形，长10～25cm，

直径1.5～2.5cm。表面灰棕色或黄

棕色，根头部钝四棱形或近圆形，

具纵皱纹、支根痕及皮孔样的横向

突起，有的排列成四纵行。顶端有

凹陷的茎痕。质坚实，断面白色或

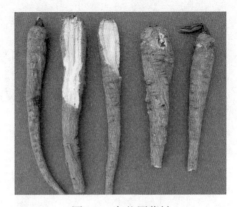

图5-1　白芷原药材

灰白色，粉性，形成层环棕色，近方形或近圆形，皮部散有多数棕色油点。气

芳香，味辛、微苦。原药材图见图5-1。

2. 鉴别

（1）本品粉末黄白色。淀粉粒甚多，单粒圆球形、多角形、椭圆形或盔帽

形，直径3～25μm，脐点点状、裂缝状、十字状、三叉状、星状或人字状；复

粒多由2～12分粒组成。网纹导管、螺纹导管直径10～85μm。木栓细胞多角形

或类长方形，淡黄棕色。油管多已破碎，含淡黄棕色分泌物。

（2）取本品粉末0.5g，加乙醚10ml，浸泡1小时，时时振摇，滤过，滤

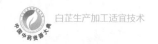

液挥干，残渣加乙酸乙酯1ml使溶解，作为供试品溶液。另取白芷对照药材0.5g，同法制成对照药材溶液。再取欧前胡素对照品、异欧前胡素对照品，加乙酸乙酯制成每1ml各含1mg的混合溶液，作为对照品溶液。照薄层色谱法（通则0502）试验，吸取上述三种溶液各4μl，分别点于同一硅胶G薄层板上，以石油醚（30~60℃）-乙醚（3:2）为展开剂，在25℃以下展开，取出，晾干，置紫外光灯（365 nm）下检视。供试品色谱中，在与对照药材色谱和对照品色谱相应的位置上，显相同颜色的荧光斑点。

3. 饮片炮制

除去杂质，大小分开，略浸，润透，切厚片，干燥。本品呈类圆形的厚片。外表皮灰棕色或黄棕色。切面白色或灰白色，具粉性，形成层环棕色，近方形或近圆形，皮部散有多数棕色油点（图5-2）。气芳香，味辛、微苦。

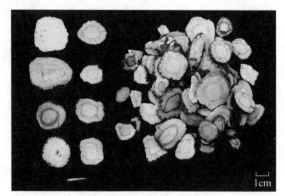

图5-2 白芷饮片-杨桥 摄

【鉴别】【检查】（水分）【浸出物】【含量测定】同药材。

三、质量评价[1]

1．规格等级

根据原国家医药管理局、中华人民共和国卫生部制定的药材规格标准，白芷可分为3个等级。

（1）一等　干货。呈圆锥形，表面灰白色或黄白色。体坚。断面白色或黄白色，具粉性。有香气，味辛、微苦。1kg 36支以内。无空心、黑心、芦头、油条、杂质、虫蛀、霉变。

（2）二等　干货。呈圆锥形，表面灰白色或黄白色。体坚。断面白色或黄白色，具粉性。有香气，味辛、微苦。1kg 60支以内。无空心、黑心、芦头、杂质、虫蛀、霉变。

（3）三等　干货。呈圆锥形。表面灰白色或黄白色。体坚。断面白色或黄白色，具粉性。有香气，味辛、微苦。1kg 60支以上，顶端直径不得小于0.7cm。间有白芷尾、黑心、异状油条，但总数不得超过20%。无杂质、虫蛀、霉变。

2．纯度检查

（1）水分测定　不得过14.0%。

1　采用《中国药典》2015年版标准

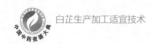

方法：（甲苯法）

①仪器装置：如图5-3。图中A为500ml的短

颈圆底烧瓶；B为水分测定管；C为直形冷凝管，

外管长40cm。使用前，全部仪器应清洁，并置烘

箱中烘干。

②测定法：取供试品适量（约相当于含水量

1～4ml），精密称定，置A瓶中，加甲苯约200ml，

必要时加入干燥、洁净的无釉小瓷片数片或玻璃

珠数粒，连接仪器，自冷凝管顶端加入甲苯至充

满B管的狭细部分。将A瓶置电热套中或用其他适

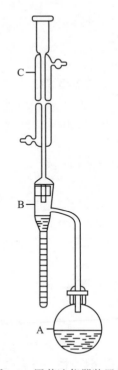

图5-3　甲苯法仪器装置

宜方法缓缓加热，待甲苯开始沸腾时，调节温度，使每秒馏出2滴。待水分完

全馏出，即测定管刻度部分的水量不再增加时，将冷凝管内部先用甲苯冲洗，

再用饱蘸甲苯的长刷或其他适宜方法，将管壁上附着的甲苯推下，继续蒸馏5

分钟，放冷至室温，拆卸装置，如有水黏附在B管的管壁上，可用蘸甲苯的铜

丝推下，放置使水分与甲苯完全分离（可加亚甲蓝粉末少量，使水染成蓝色，

以便分离观察）。检读水量，并计算成供试品的含水量（％）。

【附注】

（1）测定用的甲苯须先加水少量充分振摇后放置，将水层分离弃去，经蒸馏后使用。

（2）中药测定用的供试品，一般先破碎成直径不超过3mm的颗粒或碎片；直径和长度在3mm以下的可不破碎。

（3）总灰分 不得过6.0%。

方法：（总灰分测定法）测定用的供试品须粉碎，使能通过二号筛，混合均匀后，取供试品2～3g（如需测定酸不溶性灰分，可取供试品3～5g），置炽灼至恒重的坩埚中，称定重量（准确至0.01g），缓缓炽热，注意避免燃烧，至完全炭化时，逐渐升高温度至500～600℃，使完全灰化并至恒重。根据残渣重量，计算供试品中总灰分的含量（%）。如供试品不易灰化，可将坩埚放冷，加热水或10%硝酸铵溶液2ml，使残渣湿润，然后置水浴上蒸干，残渣照前法炽灼，至坩埚内容物完全灰化。

3．与有效性有关的定量分析

（1）浸出物测定 照醇溶性浸出物测定法项下的热浸法，用稀乙醇作溶剂，不得少于15.0%。取供试品约2～4g，精密称定，置100～250ml的锥形瓶中，精密加稀乙醇50～100ml，密塞，称定重量，静置1小时后，连接回流冷凝管，加热至沸腾，并保持微沸1小时。放冷后，取下锥形瓶，密塞，再称定重量，用水补足减失的重量，摇匀，用干燥滤器滤过，精密量取滤液25ml，置已干燥至恒重的蒸发皿中，在水浴上蒸干后，于105℃干燥3小时，置干燥器中冷

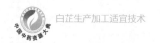

却30分钟，迅速精密称定重量。除另有规定外，以干燥品计算供试品中醇溶性浸出物的含量（％）。

（2）含量测定　照高效液相色谱法（通则0512）测定。

①色谱条件与系统适用性试验：以十八烷基硅烷键合硅胶为填充剂；以甲醇–水（55：45）为流动相；检测波长为300nm。理论板数按欧前胡素峰计算应不低于3000。

②对照品溶液的制备：取欧前胡素对照品适量，精密称定，加甲醇制成每1ml含10mg的溶液，即得。

③供试品溶液的制备：取本品粉末（过三号筛）约0.4g，精密称定，置50ml量瓶中，加甲醇45ml，超声处理（功率300 W，频率50 kHz）1小时，取出，放冷，加甲醇至刻度，摇匀，滤过，取续滤液，即得。

④测定法：分别精密吸取对照品溶液与供试品溶液各20μl，注入液相色谱仪，测定，即得。

本品按干燥品计算，含欧前胡素（$C_{16}H_{14}O_4$）不得少于0.080%。

第6章

白芷现代研究与应用

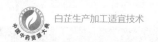

一、化学成分

商品白芷的主要次生代谢成分包括香豆素类（coumarins）化合物，挥发油类成分，苷类成分，微量元素及茵芋碱（skimmin）、胡萝卜甾醇（daucostorol）、谷甾醇（sitosterol）、腺嘌呤（adenine）、腺苷、丁二酸（succinic acid）、棕榈酸（palmitic acid）、硬脂酸、阿魏酸（ferulic acid）、β-D-葡萄糖[β-D(+)-glucose]、蔗糖（sucrose）等其他成分。《中国药典》2015年版规定欧前胡素、异欧前胡素为白芷药材指标性成分，应用高效液相色谱法测定。白芷的产地不同，根中所含的药用成分亦有差异。杭白芷含有6种呋喃香豆素类化合物：异欧前胡素、欧前胡素、香柠檬内酯、珊瑚菜素、氧化前胡素、水合氧化前胡素。禹白芷及祁白芷亦含香豆素类化合物：白芷素、白芷醚、氧化前胡素、欧前胡素、珊瑚菜素。

1. 香豆素及其衍生物

白芷中的香豆素类成分是目前研究报道最多的一类成分。香豆素是一类具有苯并α-吡喃酮母核的天然产物的总称，在结构上可以看成是顺式-邻羟基桂皮酸脱水而形成的内酯类化合物，最早是从豆科植物香豆中提取得到，具有强烈的芳香甜味。药理试验证明白芷中所含的呋喃型香豆素具有平喘、降压、抗菌、解痉等多种药理作用，线型呋喃型香豆素还具有光敏感作用。据文献报道，目前从白芷中分离并鉴定了约21个香豆素类成分，白芷中香豆素类化合物见表6–1。

表6–1 白芷中香豆素类化合物

化合物中文名称	英文名称	结构式
白当归素	byak–angelicin	
白当归脑	byak–angelicol	
氧化前胡素	oxypeucedanin	

化合物中文名称	英文名称	结构式
欧前胡素	imperatorin	
异欧前胡素	soimperatorin	
珊瑚菜素	phellopterin	
5-甲氧基-8-羟基补骨脂素	5-Methoxy-8-Hydroxypsoralen	—
别异欧芹属素乙	alloisoimperatorin	

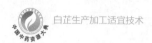

续表

化合物中文名称	英文名称	结构式
白芷灵	anomalin	
白芷素	isopsoralen	
佛手柑内酯	bergaptene	
水合氧化前胡素	oxypeucedaninhydrate	
比克-白芷素	byak-angelicin	—

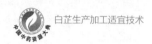
续表

化合物中文名称	英文名称	结构式
比克–白芷醚	byak–angelicol	—
东莨菪素	scopoletin	
新比克–白芷醚	sen–byakangelicol	
花椒毒素	xanthotoxin	
印度榅桲素	marmesin	

续表

化合物中文名称	英文名称	结构式
新白当归脑	neobyakangelicol	
白当归素-叔-O-β-D-吡喃葡萄糖苷	byakangelicin-tert-O-β-D-glucopyranosyl	—
紫花前胡苷	nodakenin	

（王正帅，2008）

2．挥发油类成分

香气浓郁是白芷品质的传统评价指标之一。白芷中含有挥发油成分，且是其发挥临床功效的主要成分之一。其主要含有单萜和倍半萜类化学成分。禹白芷挥发油主要为醇类、酯类和饱和烷烃类成分。杭白芷挥发油主要含有十二醇

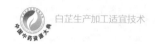

为主的醇类、不饱和类和烷烃类和酯类成分。兴安白芷中主要为酮、酸、酯及醇类化学成分，不同品种白芷挥发油组成及含量有差别，推测可能是因为产地生长环境、加工方法、提取方法等不同造成的。

3．多糖类成分

白芷中多糖在抗氧化、抗菌等方面药理作用显著。白芷不仅有中性多糖，也含有酸性多糖。白芷多糖由葡萄糖、木糖、半乳糖、阿拉伯糖、甘露糖、鼠李糖和一种未知糖构成，其构成比例为8.08∶0.765∶3.34∶1.19∶1∶1.19。

不同月份白芷根部酸性多糖含量低于中性多糖，且酸性多糖含量整个生长期内变化平缓，在2月份较高，而中性多糖波动较大。总多糖含量首先在2月、4月呈现两个高峰期，4月份之后多糖含量逐渐降低，至7月份多糖含量略升高，7月份之后虽有升高趋势，但含量普遍偏低。1～4月白芷处于营养生长的旺盛期，初生代谢比较旺盛，糖类成分含量较高，至7月药材品质逐渐形成过程中，糖类成分减少并不断转化为淀粉贮存在根部，使药材粉性增加，药材品质形成。

4．无机元素

白芷中含有铬（Cr）、钴（Co）、铁（Fe）、铜（Cu）、铅（Pb）、锌（Zn）、钙（Ca）、镉（Cd）、磷（P）、钛（Ti）、镍（Ni）、钼（Mo），对人体有益的铁（Fe）、钙（Ca）、磷（P）含量高，如磷为5917ppm，有害元素如P、Cd，含量极低，不会中毒，副作用也较小。

5．氨基酸类成分

白芷中含有人体必需氨基酸7种，蛋白质氨基酸16种，含量较大的氨基酸有亮氨酸（0.289%）、谷氨酸（0.458%）、精氨酸（1.383%），也含有非蛋白氨基酸，如 γ-氨基丁酸（0.122%）、鸟氨酸（0.035%）、高半胱氨酸（0.005%）。

6．其他成分

从祁白芷中得到胡萝卜苷（daucosterol），川白芷中得到 β-谷甾醇（β-sitosterol）、豆甾醇（stigmasterol），杭白芷中得到广金钱草碱（desmodimine），兴安白芷中分离得到兴安白芷醇（dahurianol）。

二、药理作用

现代药理研究表明，白芷具有抗炎、镇痛、抑制病原微生物、抗肿瘤、保肝等多种药理活性，尤其是抗炎镇痛、抑制病原微生物等作用引起了国内外同行的广泛重视，近年来又发现其清除自由基、美白及治疗白癜风的作用。

1．抗炎

由白芷组成的各种制剂广泛应用于治疗慢性鼻炎、鼻窦炎，具有抗菌抑菌、抗变态反应等多重作用。白芷与其他中药配伍的中药制剂，不仅抗炎抗菌消炎，而且可止痛和调节免疫功能，对变应性鼻炎也有良好的疗效。

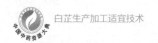

2．中枢镇痛镇静作用

白芷挥发油的毒性低，安全范围广。研究发现，其镇痛、镇静作用明确，且对小鼠无身体依赖作用。进一步研究其作用机制，发现白芷挥发油虽然能明显升高甲醛所致的伤害性疼痛模型大鼠的血糖（$P<0.05$），但是与对照组相比不能明显降低外周的PGE，说明白芷挥发油对外周局部炎性介质的影响不是其镇痛作用的主要方面。

3．抗病原微生物

从白芷中分出5，8-二（2，3-二羟基-3-甲基丁氧基）补骨脂素、（R）-白芷属脑、珊瑚菜素、异欧前胡素、戊烯氧呋豆素、白芷素、东莨菪素、阿魏酸，比较了它们对枯草杆菌 *Bacillus subtilis*、多主枝孢菌 *Cladosporium herbarum*、亮白曲霉 *Aspergillus candidus*、大肠埃希菌 *Escherichia coli* 4种致病菌的最低抑菌浓度（MIC），发现它们对前3种菌的抑菌效果较好。研究白芷的乙醇提取物对枯氏锥虫生长的抑制作用，发现其抑制率可达到40%。从白芷中分得发卡二醇，它能够抗多药耐药葡萄球菌（MDR）和甲氧西林耐药金葡菌（MRSA），其MIC约为8～32 μmol/L，与一些开发中的抗MRSA药物相比有很大的优势。研究发现白芷在体外试验中具有抗30余种支原体的作用。质量浓度≤8mg/ml白芷粗提物具有抑制黏放线菌 *Actinomyces viscosus* 生长的作用。

4．抗肿瘤

研究白芷中的白芷素、戊烯氧呋喃豆素、异欧前胡素、补骨脂素、氧化前胡素、帕布勒脑、新白当归脑、佛手内酯和甲氧呋喃豆素9种成分，发现前2个化合物能够强烈地抑制在TPA诱导下弛Pi整合入He La细胞的磷脂中—癌症启动子作用的初始环节，从而起到对抗诱癌物质的作用。研究发现白芷中的戊烯氧呋喃豆素能够抑制毒激素–L的这些作用，因而证明白芷有望成为预防肿瘤恶病质脂耗竭的有效药物之一。

5．保肝

从白芷中分离得到欧芹素乙具有抑制伴刀豆球蛋白A诱导的肝炎的作用。从白芷的甲醇提取物中分离出戊烯氧呋豆素、异欧前胡素、白当归脑、氧化前胡素、白芷素和aviprin 6种化合物。以水飞蓟素为阳性对照，研究这些化合物对他克林诱导的人肝癌细胞系HepG2的细胞毒活性。结果戊烯氧呋豆素和白芷素的保肝作用最强，白当归脑和氧化前胡素作用一般。并且在这6种化合物作用下，HepG2细胞的活性并没有改变。

6. 治疗阿尔茨海默病

阿尔茨海默病（Alzheimer's disease, AD），又称早老性痴呆或老年性痴呆，已经成为一个重要的医学和社会问题。研究表明，β-secretase (BACE1) 与AD的发病机制密切相关。白芷中的当归素、白当归脑、欧前胡素具有BACE1的明显

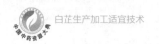

抑制作用，且以白当归脑、欧前胡素的效果最好。

7. 美白作用

皮肤的色斑多是由于黑色素的积累造成的，而合成黑色素的酶主要为酪氨酸酶。白芷中的5-甲氧基-8-羟基补骨脂素具有明显的降低酪氨酸酶活性的作用。细胞和mRNA表达机制上证明欧前胡素、异欧前胡素有美白的活性。

8. 其他作用

研究发现白芷中的叔甲氧基白芷素和白芷素是醛糖还原酶的特异性阻断剂，IC_{50}分别为2.8mol/L、6.2mol/L，因而具有治疗糖尿病并发症半乳糖型白内障的功效，该项研究已经申请了韩国专利。白芷提取物能抑制细胞色素P450的活性，因此认为服用白芷提取物具有干扰甲苯磺丁脲、硝苯地平、丁呋洛尔等其他药物代谢的作用。白芷提取物可以通过提高黑色素细胞的黏附和转移功能来治疗白癜风。

三、应用

白芷为伞形科植物，为常用中药。始载于《神农本草经》，有散风、祛寒、燥湿、排脓、止痛的功效，用于风寒感冒、头痛、鼻塞、牙痛、鼻渊、风湿痹通、妇女赤白带下、疮毒等症。近年来又被用于治疗白癜风，银屑病等皮肤病，还被用于化妆品、香味剂等方面，在中药材中占有很重要的地位。

以白芷为关键词，在整个《普济方》数据库管理系统检索，得到含白芷复

方1915首，用于562种病症。为便于对含白芷复方所治病症构成进行分析，对

配伍频次≥2次、相同或相近的病症作分类归纳整理，得含白芷复方1664首用

于311种病症（表6–2）。

表6–2　古代含白芷复方治疗病症一览表

病种	方数	病种	方数	病种	方数	病种	方数
疮疡	383	伤寒	67	虚劳	33	泄泻	22
中风	123	瘙痒	60	出血	33	虚损	21
跌打损伤	121	风湿痹痛	57	诸痔	29	体臭	20
月经不调	80	牙痛	44	鼻齆鼻渊	27	脚气	20
头痛	78	脱发	38	痉病	22	目昏暗	19
面瘫	78	牙宣	34	眩晕	22	时气	18

1．头痛及其他疼痛

白芷具有良好的止痛作用，医家在止痛中使用白芷的频率极高。九味羌活

汤、柴葛解肌汤等名方中的白芷所发挥的效用之一就是止头痛。现有的制剂如

源于古方的都梁丸（由白芷、川芎配伍而成）广泛应用于风寒头痛、鼻渊头

痛、偏头痛、神经性头痛、肋间神经痛等，为临床上常用的镇痛药。白芷与马

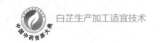

钱子等制成的筋骨活络丸是治疗风湿痛、关节炎的中国专利产品。白芷在各类型疼痛症状的治疗中出现频率相当高，尤其在头面部疼痛及疮疡肿痛方面，如在治疗三叉神经痛的许多复方药物中均含有白芷，这也是其历来应用最广的一种功效。白芷经适当配伍，可广泛应用于全身各部位的疼痛病症。以白芷30g/d水煎后2次口服，治疗疼痛；白芷、冰片粉置鼻前庭治疗头痛、牙痛和三叉神经痛，可迅速缓解疼痛；白芷、菊花各9g水煎服，可治疗感冒及副鼻窦炎引起的头痛。白芷还是治疗胃痛的主药，方法为：取白芷、黄芪、白芨、甘草各等份，研细末，8g/次，2次/天，加蜂蜜2匙冲服。此外，白芷对偏头痛和眉棱骨痛均有较好疗效，还可广泛应用于软组织挫伤、骨质增生、肌肉劳损、风湿性肌炎、骨折、类软骨炎、肩周炎、肋间神经痛等疾病的疼痛治疗。

2．皮肤病

应用光敏性中药治疗银屑病和白癜风是现今研究的一个热点。经研究，白芷中含有的光敏性活性物质主要为线性香豆素类化合物，如香柑内酯、花椒毒素、异欧前胡素等。白芷搽剂具有一定的促进机体表皮黑色细胞生成的作用，有治疗白癜风的应用价值。现已生产的治疗白癜风的药品如复方白芷酊，具有活血化瘀，增加光敏的作用。

（1）银屑病　口服白芷制剂加黑光照射治疗银屑病，临床治愈近半数，总有效率在90%以上。

（2）白癜风 杭白芷酊剂或软膏外用，每日中午于患处涂药后立即或隔10分钟～20分钟加日光照射5分钟～30分钟。照射时间不可过长，否则会引起局部红斑、水肿、丘疹、水疱或糜烂、渗液，并伴痛、痒。

（3）面部色斑、痤疮 黄褐斑患者皮损部位黑色素细胞活性增强，黑素和黑素小体均增加，进而表现为色斑。黑素体内黑色素的生成是以酪氨酸为基质，通过含铜的氧化酪氨酸酶的作用而形成的。因此，阻止酪氨酸酶的生成可有效地治疗黄褐斑。以中药白芨、白芷进行面部皮肤按摩和石膏倒模治疗痤疮患者。此外，白芷的祛斑、止痒、除臭等作用可使其用于多种皮肤病症，如癣症、湿疹、口疮、外伤皮损、乳头皲裂、烧烫伤及蛇虫咬、蜇伤等的治疗。白芷配伍冰片、滑石粉研成细末涂撒于腋窝，对腋臭有效。白芷能健美肌肤，使皮肤润泽，配蒲公英对黑头粉刺有松动作用，对角质层有软化作用。白芷配伍王不留行还可治头皮屑过多。

3．各种炎症

（1）鼻炎、鼻息肉 白芷有化湿通鼻窍之功效。《本草纲目》记载其可治鼻渊、鼻衄。其常与苍耳、辛夷等药同用治疗鼻炎。如加味苍耳子散（苍耳子、白芷、辛夷、薄荷等）具有疏风散寒、行气活血、通鼻窍的功效，临床上用于治疗变应性鼻炎。有报道取白芷、薄荷、苍耳子等药熏蒸，以鼻吸收热蒸气可治疗慢性鼻窦炎。《中国药典》2015年版收载含白芷治疗鼻炎的成方制剂

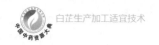

有通窍鼻炎片、鼻炎片、鼻渊舒口服液、鼻窦炎口服液、千柏鼻炎片等。以白

芷为主制鼻炎粉外用，治疗急、慢性鼻窦炎患者数十例，取得很好疗效；以

白芷、黄芩各30～60g，根据症状不同配以其他中药（例如鼻塞流涕加苍耳子

9～12g），水煎服，治疗额窦炎患者；辛防白滴鼻液（辛夷、防风、白芷、苍

耳子）分别治疗急性、过敏性鼻炎患者。用白芷配伍苍术、乌梅、五味子熏

鼻，可治疗鼻息肉。

白芷对慢性咽炎也有治疗效果，有人曾试验在三伏天用白芷、细辛、白芥子、

桂枝研细末贴敷背部某些穴位用以治疗老慢支、肺气肿，获得了满意的疗效。

（2）溃疡病及结肠炎　白芷配伍冬青叶、川楝子治疗溃疡病患者；用白

芷、广木香、白术等10味中药治疗慢性结肠炎患者。近年来，临床中应用白芷

治疗其他病症也取得了很好的效果，如用白芷、大黄治疗肝炎，患者用药后对

降低转氨酶、消除肋痛、增进食欲等疗效明显；白芷对关节囊积水、带状疱、

偏瘫、高血压病、麻痹性肠梗阻等症也有很好的疗效。

4．美白，增香

白芷自古即是医家喜用的美容药，而且是历代中医美容中应用最多的一味

药。《雷公炮制药性解》中记载白芷的功能有润肤除皱、悦泽容颜、去斑白面、

长发洁发、乌须黑发、除臭香身、白牙香口。《神农本草经》中谓白芷"长肌

肤，润泽，可作面脂"。无论是《千金面脂方》，或是《玉容散》，均把白芷作

为制作面脂的主药，可以美白，又可美体。白芷水煎剂在一定程度上对体外多种致病菌有抑制作用，并可以改善微循环，促进皮肤的新陈代谢，从而延缓皮肤衰老。内服并外用桃花白芷酒能去脸部黧黑斑，治疗面色晦暗、黑斑或产后面暗等。浙江省嘉兴市妇幼保健院研制的由白芷等中药配方的痤疮合剂经实验证明治疗痤疮的效果较好。将白芷、牛奶、蜂蜜搅拌均匀，做成白芷牛奶面膜，不但具有抗菌、促进血液循环，防御紫外线产生的病变的作用，还可使脸色红润并改善黑头粉刺，且有很好的净白效果。还有报道将白芷粉加绿豆粉冲服，减肥效果较好，有美体的作用。

白芷作香料、调味品与在药膳中的应用：白芷含挥发油成分，香气浓郁，可用作香料、工业原料、提取芳香油、调味品等。白芷作为一种常用香料常与沙仁、豆蔻等芳香药物在食品加工业中广泛使用。如四川四大腌菜之一的川冬菜在制作中所用的香料就包括白芷；现已开发成产品的著名调味品"十三香"，原为一个古方，由13味中药组成，其中即包括了白芷。白芷在中药药膳中也是经常应用的材料，很多膳食调料厂都大量引进白芷。皮肤美白药膳中就有白芷炖白鸽、白芷炖银耳、冰糖白芷炖燕窝等。川芎白芷鱼头汤有祛风散寒、活血止痛之功，适用于外感风寒，头痛、风温痹病等病症，是春季老年人进补的一种好食物。绿茶白芷汤具有解表祛风、消炎止痛的作用，对治疗感冒、牙痛等均有效果。

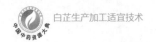
5．杀虫、抗菌消毒

我国民间有在端午节用白芷等烟熏以辟邪气的习俗。也有地方在香包中放入白芷、檀香等香料，挂在胸前，有祛风、治感冒之效。经近代实验证明，白芷烟熏能杀灭白喉杆菌、伤寒杆菌、金黄色葡萄球菌等多种病菌，具有较强的消毒作用。长白山有毒植物提取物抑菌活性研究中表明白芷石油醚提取物具有较广谱的抑菌活性；在对牙龈卟啉单胞菌的体外抗菌实验中，白芷醇提物对牙龈卟啉单胞菌的生长表现明显的抑制作用。第二军医大学研制的洁肤康护肤液（为白芷、当归、紫草等的水煎液配以芳香油而成）对金黄色葡萄球菌、白色念珠菌有较强杀灭作用。将白芷等用于对5种植物病原菌菌丝的抑制作用实验，结果表明白芷（提取物）对至少一种病原菌菌丝生长和至少对一种病原菌的孢子萌发有80%以上的抑制作用。另外，白芷还有杀虫的作用。对长白山有毒植物提取物杀虫活性筛选及应用的研究实验结果表明白芷三氯化碳提取物有杀虫活性作用；对兴安白芷等杀虫植物进行试验，兴安白芷粗提物毒性低，且对多种林木害虫作用效果较好，药效发挥稳定对林木病原物抑菌作用实验结果亦表明，兴安白芷粗提物为林木病原物抑制率较高的植物粗提物之一。

6．各类妇科疾病

（1）治疗月经不调、痛经　白芷15g，当归15g。水煎服，每次月经前1周左右开始服用，月经来潮即停用，连续用半年。

（2）治疗阳痿　白芷120g，当归90g，蜈蚣30条。研细末，分30包，每次1包，每日2次，早晚温开水送服。可使症状消失，性生活恢复正常。本品治疗阳痿，一是引药直达阳明，增加效用；二是兴奋中枢神经，激发活力，使机关利，宗筋张，阳事兴。

7. 抗高血压，抗肿瘤作用

白芷中的欧前胡素被报道具有抗高血压作用。白芷中欧前胡素在促进血管舒张方面也具有显著的活性。白芷中的欧前胡素具有抗肿瘤作用，为一个具有潜在开发价值的抗肿瘤药物。白芷中提取的生物碱粗提物发现具有抑制宫颈癌细胞生长的作用。

8．其他作用

白芷秸秆营养丰富，且含有大量的纤维素。利用这种废弃物作为原料来栽培平菇，既可变废为宝，又可丰富城乡居民的菜篮子，增加药农经济收入。现已有将白芷秸秆用于种植平菇的报道。由于白芷有散结消肿、排脓止痛的功效，人们用附子白芷散治疗家畜疮痈症。

糯米粉、合成食用胶、白芷、冰片、食用色素和食用香精加工而成的糯米粉保健牙签对牙龈出血、牙痛等疾病有很好的治疗保健作用。现有一种白芷药物纸手帕，在手帕纸生产过程中添加了白芷药物，可抑制细菌、螨虫的滋生，使用方便、洁净、卫生，对使用者无毒副作用。河北正定浴液厂将白芷、白

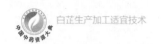

术、菊花等中药以不同溶媒提取制成外用保健涂液；现在市场上还有由白芷、薄荷油等制成的止痛保健皂等。将白芷提取液添加到培养基中制成白芷改良罗氏培养基，用于培养结核杆菌取得了较好的效果。

治疗烧伤：白芷糊外用软膏对烧伤、烫伤的患者使用效果很好；白芷烧伤酊适用于烧烫伤的早期治疗，可作为野外紧急抢救和家庭常备用药。复方白芷油纱布用于烧、烫伤换药、外伤后创面换药、手术后换药的效果明显。治疗灰指甲：现有企业开发出由白鲜皮、白芷等13味中药萃取制成的柒日康甲贴，其可用于治疗灰指甲、多种手足甲癣。取白芷等药配伍，水煎熏洗可治疗痔疮；《中国药典》2005年版收载的由白芷、苍术等配伍，开发出的藿香正气口服液、藿香正气水和藿香正气胶囊用于夏天暑湿、胃肠型感冒等，疗效显著；研究治疗湿疹的一种新药防茄软膏中，白芷为君药之一；本草记载白芷有解蛇毒的作用；另外白芷还可治疗溃疡病、结肠炎、脓疱疮、带状疱疹、腋臭等。

参考文献

［1］郭巧生. 药用植物栽培学［M］. 北京：高等教育出版社，2006.

［2］中国科学院中国植物志编辑委员会. 中国植物志［M］. 北京：科学出版社，1988.

［3］么厉，程惠珍，杨智. 中药材规范化种植（养殖）技术指南［M］. 北京：中国农业出版社，2006.

［4］张志梅. 白芷质量性状形成及栽培调控研究［D］. 中国农业大学，2005.

［5］郭丁丁. 白芷种质资源调查及其评价的研究［D］. 成都中医药大学，2008.

［6］易思荣，韩凤，黄娅，等. 渝产川白芷生物学特性及规范化栽培技术［J］. 现代中药研究与实践，2012（4）：3-7.

［7］杨凡. 白芷高产新品种"川芷2号"［J］. 农村百事通，2014（19）：33-33.

［8］杨枝中. 川白芷种子质量标准及鉴别研究［D］. 成都中医药大学，2015.

［9］党建昌，王书根. 禹白芷规范化种植操作规程（讨论稿）［J］. 中国现代中药，2005，7（1）：23-26.

［10］尹平孙. 白芷规范化栽培［J］. 特种经济动植物，2006，13（9）：37-38.

［11］黄娅，韩凤，韦中强，等. 中药材白芷GAP种植技术［J］. 亚太传统医药，2012，08（2）：11-13.

［12］袁丽然. 白芷田间种植管理［J］. 河北农业，2010（9）：17-17.

［13］冉懋雄. 中药组织培养实用技术［M］. 北京：科学技术文献出版社，2004.

［14］黄娅，韩凤，韦中强，等. 中药材白芷种子优化培育技术［J］. 亚太传统医药，2012，08（1）：24-25.

［15］丁胜. 防止白芷早期抽薹的措施［J］. 中药材，1986（4）：8-9.

［16］蒲盛才. 氮磷钾配比对白芷早期抽薹的影响［J］. 农家顾问，2012（3）：37-37.

［17］孙广钦. 白芷与蔬菜间作效益好［J］. 农家参谋，2007（8）：12-12.

［18］张洪亮. 白芷引种栽培技术［J］. 四川农业科技，2002（8）：23-23.

［19］周冰. 白芷药材品质评价与适宜干燥加工方法优化研究［D］. 南京中医药大学，2015.

［20］张愚山. 楚辞译注［M］. 济南：山东教育出版社，1986.

［21］黄胜白陈重明编. 本草学［M］. 南京：南京工学院出版社，1988.

［22］陶弘景. 本草经集注［M］. 上海：群联出版社，1955.

［23］陈贵廷. 本草纲目通释［M］. 北京：学苑出版社，1992.

［24］陶弘景. 名医别录［M］. 北京：中国中医药出版社，2013.

［25］苏颂. 图经本草［M］. 福州：福建科学技术出版社，1988.

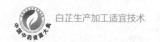

［26］王梦月，贾敏如. 白芷本草考证［J］. 中药材，2004，27（5）：382-385.

［27］王正帅. 白芷化学成分及质量标准研究［D］. 河南大学，2008.

［28］聂红，沈映君. 白芷挥发油的GC-MS分析［J］. 贵阳中医学院学报，2002，24（2）：58-60.

［29］康学军，曲见松，顾忠泽. 白芷多糖的分析［J］. 分析化学，2006，34（4）：533-535.

［30］戴宇. 白芷的研究进展［J］. 中国药业，2001，10（9）：61-62.

［31］吴媛媛，蒋桂华，马逾英，等. 白芷的药理作用研究进展［J］. 时珍国医国药，2009，20（3）：625-627.

［32］李永超，宋杨，齐云. 白芷的药理作用研究进展［J］. 现代药物与临床，2007，22（4）：161-164.

［33］凤良元，鄢顺琴，杨瑞琴，等. 五种不同产地白芷药理作用的比较研究［J］. 安徽中医药大学学报，1990（2）：56-59.

［34］姜开运，梁茂新. 白芷潜在功用的发掘与利用［J］. 中华中医药杂志，2016（7）：860-862.

［35］蒋桂华，张绿明，马逾英，等. 白芷综合开发利用研究进展及展望［J］. 时珍国医国药，2008，19（11）：2718-2720.